龙砂医学丛书
运气篇

三因司天方

宋·陈无择 著

清·缪问 释

陶国水 周扬 校注

U0206732

中国健康传媒集团

中国医药科技出版社

内 容 提 要

《三因司天方》，宋·陈无择著，清·缪问注释，共载方16首，书后附录运气相关图12幅。善用司天方治疗疾病是龙砂医家的重要学术特色，本书由龙砂医家姜体乾在陈无择《三因方》基础上增损化裁，并由缪问注解而成。全书客观展示了龙砂医家运用五运六气的学术特色，具有较大价值，可为中医临床、科研及教学工作者提供参考。

图书在版编目（CIP）数据

三因司天方 /（宋）陈无择著；（清）缪问释；陶国水，周扬校注 . — 北京：中国医药科技出版社，2019.5（2025.2重印）

（龙砂医学丛书）

ISBN 978-7-5214-0883-6

Ⅰ.①三… Ⅱ.①陈… ②缪… ③陶… ④周… Ⅲ.①运气（中医）Ⅳ.① R226

中国版本图书馆 CIP 数据核字（2019）第 039934 号

美术编辑 陈君杞
版式设计 也 在

出版 **中国健康传媒集团** | 中国医药科技出版社
地址 北京市海淀区文慧园北路甲 22 号
邮编 100082
电话 发行：010-62227427 邮购：010-62236938
网址 www.cmstp.com
规格 710×1000mm $\frac{1}{16}$
印张 5
字数 61 千字
版次 2019 年 5 月第 1 版
印次 2025 年 2 月第 7 次印刷
印刷 河北环京美印刷有限公司
经销 全国各地新华书店
书号 ISBN 978-7-5214-0883-6
定价 **25.00 元**

获取新书信息、投稿、为图书纠错，请扫码联系我们。

无锡市龙砂医学流派研究所而创立

中华医药　博大精邃
流派纷呈　各具优势
锡澄毗邻　钟灵毓秀
龙砂医派　杏苑崛起
经方膏方　五运六气
歧黄薪代　懿欤盛哉

九六叟朱良春谨贺　癸巳秋

国医大师　无锡市龙砂医学流派研究所终身名誉所长　朱良春　题词

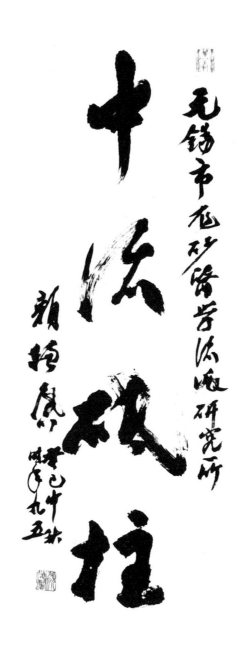

中流砥柱

无锡市龙砂医学流派研究所

颜德馨

国医大师　无锡市龙砂医学流派研究所终身名誉所长　颜德馨　题词

《龙砂医学丛书》
编委会

学术顾问	陈可冀	夏桂成	余瀛鳌
总　主　编	顾植山	黄　煌	陆　曙
执行主编	陆　曙	陶国水	
编　　委	宋咏梅	丁　胜	老膺荣　吕建洪
	陈居伟	汪　剑	周　扬　张丰聪
	宾　炜	亓兴亮	罗思航　陆睿沁
	张　阳	李思佳	周亚红　蔡　云
	鞠芳凝	陈冰俊	孔令晶　彭　健
	章轶立	孔令豪	杨葛巍
学术秘书	李　莎		

陈　序

在中医药学几千年发展的历史长河中，形成了很多流派，学术上，他们各具特色，我主张对各医学流派应不存偏见，博采众长。近年来，国家中医药管理局对中医学术流派的发展很重视，在2012年确立的首批中医学术流派传承工作室建设项目中就有发源于无锡江阴的龙砂医学。

江苏无锡自古文风昌盛，历代贤达辈出，中医氛围浓厚。基于元代著名学者陆文圭奠定文化基础，经明、清两代医家的积累，在苏南地区形成了这样一个有较大影响的学术流派，姜礼、王旭高、柳宝诒、张聿青、曹颖甫、承淡安等著名医家都是其中的代表性人物。更可喜的是，近十年来，龙砂医学的传承与发展工作做得卓有成效，龙砂医学诊疗方法已被确立为江苏省传统医药类非物质文化遗产代表性项目，在全国的影响力越来越大。

这个流派中的医家有一个很重要的学术特色，就是重视《黄帝内经》五运六气学说的研究与应用。20世纪50年代，我初学中医，听蒲辅周老先生结合临床实际讲解吴鞠通《温病条辨》和王孟英《温热经纬》，他非常细腻地讲解历时久远的"运气学说"，讲述五运主病和六气为病。当时因为我刚从西医转而初学中医，听了并不能很好理解。年岁大了，临床医疗经验多了，现在回想，季节寒暑昼夜等对人体及疾病的影响，体现了"天人相应"的道理。这门学说值得进一步深入研究。

中医药学作为我国优秀传统文化中具有原创性的医学科学，越来越受到世界关注。中医药值得"像宝库金矿一样去挖掘"，并需要结合现代科学技术方法继承和创新。比如，20世纪80年代，我们发现清宫医案中蕴藏着巨大的学术价值，于是我们埋头苦干，查了3万多件档案，在其中发掘了大量有价值的文献，这些理论知识和临床经验对现代中医临床仍有积极影响。

传统中医学是古而不老，旧而常新，永远富有生命力的。继承发展中医药精髓、提高临床疗效，要厚古不薄今，温故且知新。

不同学术流派在中医药大的框架下形成一源多流、百家争鸣、百花齐放、精彩纷呈的学术生态，对于丰富临床诊疗手段、促进中医人才培养，具有重要价值。裘沛然先生曾说过："中医学术流派是医学理论产生的土壤和发展的动力，也是医学理论传播及人才培养的摇篮。"

今有无锡市龙砂医学流派研究所同道，编辑出版《龙砂医学丛书》，致力于将该地域独具特色的龙砂医学流派学术精华与特色技艺进行发掘整理与推广，这是对龙砂医学活态传承的重要举措，更是打造无锡中医文化品牌的标识性工作，是一件十分有意义的事，书稿既成，邀我作序，书此数语，以表祝贺！

中国科学院院士
国医大师
2019 年 1 月 20 日

夏　序

中医学术流派是中医学在长期历史发展过程中形成的具有独特学术思想或学术主张及独到临床诊疗技艺的学术派别。发源于我的家乡江阴华士地区的龙砂医派就是中医学术流派中的翘楚。龙砂医派，自宋末元初，绵延数百年，传承至今，医家众多，医著丰富，学术特色鲜明。

学派中学术是灵魂，中国古人讲，人的一生要立德、立功、立言，学术正是这"三立"的根本，可以说，我一生都是为了中医学术的发展，我把中医学术视作我的生命。

龙砂医学流派的一个重要学术特色就是重视五运六气学说的临床运用。运气学说是中医学比较高层次的理论问题，它是一门气象气候医学，虽然重在预测疾病，但更重要的是应用于临床治疗上所取得的效果，搞清楚了这门学说，我们可以提升中医治病、保健和预防疾病，特别是治未病的水平，有很重要的价值，我希望大家能很好地学习，以使中医发扬光大，更重要的是为全国人民、为世界人民的健康做出更大的贡献。

龙砂医学流派的运气学说，还有其自身特点。首先，掌握和运用该学说的医家形成群体，蔚然成风，卓然成派；另外，他们在深耕理论的同时，尤其注重临床实践，将理论与临床有机结合起来；再有，他们秉承实事求是的学风，灵活运用运气，王旭高先生就说过"执司天以求治，而其失在隘；舍司天以求治，而其失在浮"。所以我在给龙砂医学流派相关活动的题词中就明确提出过"龙砂运气学"这个说法。

锡澄比邻，历史上这一带医家之间相互交流颇多。很多江阴医家到无锡城行医，或者两地医家之间有交叉师承关系。譬如，张聿青的学生有江阴吴文涵；我的启蒙老师夏奕钧先生是著名的朱氏伤寒的代表医家朱莘农的弟子，而朱氏晚年悬壶无锡，并和他的兄长朱少鸿一样对沈金鳌的《沈氏尊生书》多有青睐。我们讲流派，除了学术外，还要流动，也就是有一定的辐射度。

2013年，无锡市龙砂医学流派研究所成立，聘请我担任高级学术顾问，这些年他们在非遗挖掘、学术整理、技艺传承、流派推广等方面做了很多卓有成效的工作，尤其是顾植山教授在全国各地传播龙砂运气学说，黄煌教授致力于经方的教学普及推广与国际传播。

顾植山教授牵头成立了中华中医药学会五运六气研究专家协作组、世界中医药学会联合会五运六气专业委员会，两个学术组织的秘书处都挂靠在研究所，每年开展的学术活动精彩纷呈，还在中国中医药报上开设了"五运六气临床应用"专栏，颇获好评，很多人都慕名找他拜师学艺。前面讲到了龙砂医学流派的非遗特色，现在很多非遗都只能成为历史，而龙砂医学流派实现了活态传承。

为了更好地把龙砂医学第一手文献资料保存下来，这几年，龙砂医学流派研究所克服人手不足等困难，经过广泛调研，基本将历代龙砂医家有价值的著作、医案等梳理清晰，进而编撰了本套《龙砂医学丛书》，这是一件十分有意义的事，也是一项大工程！首批出版的14本古籍，很多与五运六气有关，更有一些抄本、孤本。这些资料的汇集，将便于大家更好地学习、利用古人的经验。书稿完成，邀我作序，我欣然应允，谨书以上，以表祝贺，并向各位读者推荐阅读！

近期他们又积极准备将龙砂医学流派研究所升级为无锡市龙砂医学流派研究院，这对于龙砂医学流派的传承发展具有重要的意义，我建议将来条件成熟还可以申请成立江苏省龙砂医学研究院。我坚信现代龙砂医家一定能在前辈医家的基础上，做得更好、更出色。

桐花万里丹山路，雏凤清于老凤声！

乐为之序！

国医大师

2019 年 1 月 28 日于金陵

前　言

　　无锡古称梁溪、金匮，简称锡；江阴古称暨阳、澄江，简称澄。自宋代凿通锡澄运河后，两地交通便捷，商贾交往频繁，故多锡澄联称。无锡、江阴均是苏南古城，一处太湖之北，一踞长江之南，自古文风昌盛，历代名医辈出。发源于锡澄地区的龙砂医学，肇起于宋元，隆盛于清乾嘉时期，再兴于清末民国至今，为苏南地区中医学的一个重要流派。

　　龙砂之名，缘江阴华士（旧称华墅）地区有白龙山和砂山两座山脉，合称龙砂。唐人杜审言在华士写有《重九日宴江阴》诗："蟋蟀期归晚，茱萸节候新……龙沙（砂）即此地，旧俗坐为邻。"清人王家枚有以龙砂命名的书稿《龙砂志略》《龙砂诗存》。近贤承淡安先生也曾在他的日记中记载："亚非国家会议，下月将开幕。我国代表团已组成，钱惠亦为团员之一，我龙砂之光。"因承淡安和钱惠均为华士人，故称"龙砂之光"。

　　清代乾隆年间华士名医姜大镛辑有《龙砂医案》一书，说明龙砂医学之名，由来已久；光绪初年苏州医家姜成之集有《龙砂八家医案》，可见龙砂医学业已闻名于当时的医学中心苏州。

　　龙砂医学由宋末元初著名学者陆文圭奠定医学文化基础。陆氏精通经史百家及天文、地理、律历、医药、算数等古代科学、医学与人文学，被《元史》定评为学界的"东南宗师"。宋亡以后，陆文圭在江阴城东龙山脚下的华士镇专心致力于包括中医学在内的文化教育事业 50 余年，培养了大批文化及医学人才（仅华士一镇，南宋至清末，能查考到的进士即有 50 人之多），为龙砂文化区的形成发展和龙砂医学的产生起到了重要的奠基作用。

太极河洛思想和五运六气为宋代两大显学，张仲景的伤寒学也于北宋时期成为经典。宋代的这些学术特色经过陆文圭的传承阐扬，深刻影响了龙砂地区的医家，形成龙砂医学流派学术思想的核心。

陆文圭之后，龙砂地区名医辈出，如元代晚期出了名医吕逸人，明代嘉靖年间有名医吕夔与其孙吕应钟、吕应阳"一门三御医"等。至清代形成了以华士为中心和源头并不断向周边扩大，乃至影响全国的龙砂医学流派名医群体。清·嘉庆元年（1796 年）著名学者孔广居在《天叙姜公传》中描述："华墅在邑东五十里，龙、砂两山屏障于后，泰清一水襟带于前，其山川之秀，代产良医，迄今大江南北延医者，都于华墅。"这生动形象地勾勒出了龙砂医学当时的盛况。前面提及的《龙砂八家医案》中就辑录了乾隆、嘉庆年间戚云门、王钟岳、贡一帆、孙御千、戚金泉、叶德培、姜学山、姜恒斋、姜宇瞻九家医案。华士医家群体中，以姜氏世医最为著名。从二世姜礼、三世姜学山、四世姜健到五世姜大镛，一百余年间，"名噪大江南北，数百里间求治者踵相接"。

清代中晚期至民国时期，随着锡澄地区经济文化的繁荣发达，龙砂医学再次崛起，涌现了一大批新的著名医家，其中柳宝诒对近现代龙砂医学的薪火相继作用突出；吴达、张聿青、曹颖甫、薛文元、朱少鸿、承淡安等则进军上海、南京，为江南乃至全国中医的繁荣做出了贡献。

2012 年 3 月，龙砂医学由国家中医药管理局作为试点率先启动中医学术流派传承工作，并于同年 11 月被国家中医药管理局正式确定为全国首批 64 家中医学术流派传承工作室建设项目之一。

中医流派有地域性流派和学术性流派之分。地域性流派主要指地域性医家群体；学术性流派（亦称学派）则应具有独特学术思想或学术主张及独到临床诊疗技艺，有清晰的学术传承脉络和一定的历史影响。龙砂医学流派兼有地域性流派和学术性流派特点。

从地域性流派论，龙砂医学又有狭义与广义之分。狭义是指历史上的华士地区（地域龙砂），广义上则包括无锡、江阴、宜兴等环太湖文化区。如宋代名医许叔微（1079~1154年），晚年隐居无锡太湖之滨的"梅梁小隐"长达十年，在锡澄医界颇有名望，陆文圭曾有诗云："江左知名许叔微，公来示之衡气机。天下呻吟尚未息，公持肘后将安归。"可见陆氏对许氏的推崇。许氏是经方派创始人之一，对伤寒经方的推广应用贡献巨大，近来我们在研究许叔微的多部著作的过程中，更发现了他对《黄帝内经》运气学说的活用。可以认为，许叔微对龙砂医学学术思想的形成有一定影响，所以从地域性流派概念以及龙砂医学学术内涵的角度，本丛书也收录了许叔微的部分著作。

在地域中又包括无锡地区许多医学世家，如"吕氏世医""姜氏世医""朱氏伤寒""黄氏喉科""尤氏喉科""吴氏喉科""章氏外科""邓氏内外科""曹氏儿科"等，他们世代相袭，形成家族链，一脉相承。

从地域流派的角度看，龙砂医学流派具有如下四方面的特色和传统。

第一，重视经典研究与应用。《黄帝内经》五运六气方面，如宋代许叔微、明代徐吾元、吕夔，清代吴达、薛福辰、高思敬对于运气的论述，清代戴思谦、缪问、黄堂对运气思维的应用和发挥，均有特色。《伤寒论》方面，许叔微的《百证歌》《发微论》《九十论》，奠定了其在伤寒学术领域的地位，被后世尊为经方派的代表。沈金鳌的《伤寒论纲目》阐发精当中肯，为锡澄地区医家所推崇。柳宝诒将《伤寒论》六经用于在温病临床上，提出"伏邪温病说"，强调伤寒温病为病不同，而六经之见证相同、用药不同，六经之立法相同。龙砂姜氏、王旭高、曹颖甫、朱少鸿、朱莘农的经方应用，对后世影响深远。尤其以曹颖甫为代表，他在上海期间，"用经方取效者十常八九"（《经方实验录·自序》），他倡导经方，谓"仲师之法，今古咸宜"。宜兴人法文淦对伤寒研究颇深，《光宣宜荆县志》载其治病如神，著有《伤寒详解》，弟子门人得其绪余，时称"法派"。同是宜兴人的余景和得柯韵伯《伤寒论翼》抄本，加注而成《余注伤寒论翼》，书中着重注释六经病解及六经方解，通俗易懂，颇有流传。

第二，重视教学与传承。陆文圭是历史上著名的教育家，影响所及，形成龙砂医家注重传承教学的传统。如江阴柳宝诒从北京回江阴后，广收门徒，弟子逾百，其中金兰升、邓养初、薛文元等均为近世名家；无锡汪艺香门生甚多，锡地中医界有"汪党"之称；无锡张聿青门人也达百人，周小农、邵正蒙、吴文涵等名医均出其门下；江阴朱少鸿、朱莘农兄弟两人培养了许履和、顾履庄、仰汉初、邢鹏江、夏奕钧、曹永康、汪朋梅等一批名医。

从民国到新中国成立初期，龙砂医家在中医教育方面的贡献尤为突出。民国时期曹颖甫、薛文元、郭柏良、章巨膺分别担任上海最主要的三大中医学校——上海中医专门学校、上海中国医学院、上海新中国医学院的教务长和院长，执掌三校的教务工作。薛文元是柳宝诒嫡传弟子，上海市国医公会和全国医药团体总联合会的发起创办人之一，1931年冬，上海中国医学院创办未久，濒临倒闭，薛文元受上海国医公会委派出任院长，挽狂澜于既倒，励精图治，使中国医学院的办学规模和师资力量等都超过当时其他中医学校，因而有"国医最高学府"之誉。1936年9月薛文元辞职后，江阴籍名医、时任副院长的郭柏良继任院长至1940年1月。在薛文元、郭柏良任院长期间，中国医学院培养的学生成为著名医家的有朱良春、颜德馨、梁乃津、何志雄、陆芷青、董漱六、江育仁、程士德、蔡小荪、谷振声、庞泮池等。

柳宝诒的再传弟子章巨膺,1933年襄助恽铁樵举办中医函授事务所,主持教务,并主编《铁樵医学月刊》,恽铁樵去世后,乃独任其事;后受聘新中国医学院任教务长,新中国成立后任上海第一中医进修班副主任;1956年与程门雪等受命筹建上海中医学院,任教务长。章巨膺一生从事中医教育事业,主要弟子有何任、王玉润、周仲瑛、钱伯文、凌耀星等。

无锡人时逸人受业于同邑名医汪允恭,1928年在上海创设江左国医讲习所,并受聘于上海中医专门学校、中国医学院等校任教。1929年任山西中医改进研究会常务理事,返沪后与施今墨、张赞臣、俞慎初等创办复兴中医专科学校。抗战胜利后,先后在南京创办首都中医院、中医专修班等,并在江苏省中医进修学校高级师资培训班任教。1955年秋调至中国中医研究院,任西苑医院内科主任。他一生热心中医教育,培养了大批中医人才,弟子众多,桃李盈门。

承淡安于1928年开始在苏州、无锡等地开办针灸教育研究机构,抗战期间到四川仍坚持办学,20年间培养学生逾万,遍布海内外。弟子赵尔康、邱茂良、谢锡亮、陈应龙、曾天治、陆善仲、孔昭遐、留章杰等均为针灸名家。

20世纪50年代,锡澄地区一大批名医参与现代中医高校的创建。承淡安于1954年出任江苏省中医进修学校(南京中医药大学前身)校长,该校师资班为全国各中医院校输送了大批优秀师资,被誉为中医界的"黄埔军校",单被选派去北京的就有董建华、程莘农、王玉川、王绵之、颜正华、印会河、程士德、刘弼臣、杨甲三、孔光一等,为北京中医学院的创办和发展起到了重要作用。国医大师周仲瑛、张灿玾、班秀文等也都毕业于该校办的师资班。邹云翔、马泽人、许履和、夏桂成、邹燕勤、徐福松等参与了南京中医学院及江苏省中医院的创建。这些锡澄医家的努力，为复兴和发扬中医学做出了积极的贡献。

在传承教学中，龙砂医家重视医案的撰写和整理。宋代许叔微的《伤寒九十论》就是九十个案例。柳宝诒的《柳选四家医案》是课徒的教本，影响极大。柳宝诒医案、王旭高医案、张聿青医案、周小农医案、朱少鸿医案、朱敬鸿医案、邓养初医案、邓星伯医案、许履和外科医案等，都是龙砂医学的精品。今人黄煌编写的《医案助读》是一本医案阅读研究的专著，对现代高等中医教育开展传统医案教学做了有益的探索，传承了龙砂医家的传统。

第三，临床多有独到和创新见解。 如姜氏写《风痨臌膈四大证治》，集四大证治之精粹；柳宝诒以六经辨伏气温病，创助阴托邪法；张聿青于湿温善用流气化湿法，妙用温胆汤；沈金鳌发挥"肾间动气"说，开腹诊之先；高秉钧所著《疡科心得集》，用温病学说解释指导疡科治疗，被尊为中医外科三大派之一"心得派"的开派人物；朱莘农于"夹阴伤寒"心得独到，善用桂枝汤及其加味方，其"脐腹诊"则受沈金鳌启发而又有创新；起源于清乾隆年间的黄氏喉科，善用"吹药"，传承至今已逾十代，2012 年被国家中医药管理局确立为首批 64 家中医学术流派之一，祖传秘方"黄氏响声丸"蜚声海内；无锡杜氏金针、章氏外科、盛巷曹氏儿科，宜兴汤氏肝科，江阴吴氏喉科，都以临床疗效博得民众的好评和爱戴。

第四，办学结社，编辑刊物。 承淡安创办中国最早的针灸学研究社，并扩建为中国针灸讲习所，又创办中国历史上最早的针灸刊物——《针灸杂志》。他开创的针灸函授，先后培养学员 3000 多人，分校遍及南方各省、香港和东南亚地区，是现代复兴针灸的第一人。为弘扬中医学术，锡澄中医热衷办刊办学。无锡沈奉江于 1922 年组织无锡中医友谊会，翌年创办《医钟》。张聿青弟子吴玉纯编辑《常熟医药会月刊》，时逸人主编《复兴中医》，朱殿、邹云翔主编《光华医药杂志》，章巨膺主编《铁樵医学月刊》等。此外，丁福保、周小农等还编辑出版了大量中医古籍。

从地域影响来看，龙砂医家与同属于南直隶或江南省的吴门医家、孟河医家乃至新安医家之间关系密切，并多有合作。如民国时期孟河名医丁甘仁在上海创办中医专门学校，特聘龙砂医家曹颖甫为教务长，长期主持该校教务；新中国成立初期承淡安创办南京中医药大学的前身江苏中医进修学校，也多有吴门和孟河医家参与。互相交流渗透方面，如龙砂医家缪问晚年定居苏州传道，叶天士《临证指南医案》由无锡医家华云岫等编辑加按而成，无锡邓星伯在家学基础上复受业于孟河马培之，常熟金兰升则为江阴柳宝诒弟子，马泽人源于孟河而行医于江阴、南京，上海石氏伤科源自无锡，宜兴余景和从学于孟河费兰泉等。一些新安名家也曾行医于龙砂，如孙一奎在宜兴行医并有《宜兴治验》医案传世。

从学术性流派的角度，我们总结提炼了龙砂医学三大主要学术特色。

第一，重视研究和善于运用《黄帝内经》的运气学说。从现有研究成果可知，龙砂医学延绵数百年，医家众多，虽学术风格不尽一致，但对五运六气理论的重视是其鲜明特色，且著述颇多。明代《无锡金匮县志》载徐吾元"论运气颇精博"；戴思谦寓居无锡，得人授以五运六气、十二经络之秘，后栖居小五湖之石塘山，为人治病，沉疴立起；道光《江阴县志》载明代江阴人吕夔著有《运气发挥》。清代缪问注姜健所传《三因司天方》，吴达《医学求是》有"运气应病说"专论，薛福辰著《素问运气图说》，高思敬在《高憩云外科全书十种》中著有《运气指掌》等。龙砂医家尤为重视运气学说在临床的应用，善用"三因司天方"治疗各种内伤外感疾病是龙砂医家的独门绝技，姜氏世医第四代姜健（字体乾）是杰出代表。

有些医家虽无运气专著，但在其他论著中也常可看到运气思想的身影。如柳宝诒据运气原理阐发伏邪理论；曹颖甫在晚年所作《经方实验录》序言中专门讲述了他十六岁时亲见龙砂名医赵云泉用运气理论治愈其父严重腹泻几死的经历，注释《伤寒论》时亦专取精于运气学说的名家张志聪和黄元御之说；承淡安著有《子午流注针法》，又让其女承为奋翻译了日本医家冈本为竹用日语所作的《运气论奥谚解》；章巨膺于1960年发表《宋以来医学流派和五运六气之关系》一文，用五运六气观点解释了各家学说的产生；邹云翔先生强调"不讲五运六气学说，就是不了解祖国医学"等。

龙砂医家重视五运六气的流派特色，在当代医家中尤为突出。国医大师夏桂成为现代龙砂医家的杰出代表，夏老注重五运六气理论在妇科临床的运用，认为"作为中医师中的一员，应遵从古训，学习和掌握运气学说，推导病变，预测疾病，论治未病"。

第二，重视《伤寒论》经方，特别是注重"方—药—人"体质辨识经方和六经理论指导经方的研究与应用。重视经方的传承和运用是龙砂医学流派又一重要的学术特色。宋代许叔微著有《伤寒百证歌》《伤寒发微论》《伤寒九十论》，奠定了其在伤寒学术领域的地位，被后世尊为经方派的代表之一。徐彬曾有"古来伤寒之圣，唯张仲景，其能推尊仲景而发明者，唯许叔微为最"之语。沈金鳌《伤寒六经主症》一书论述六经病提纲的主证主脉，以"标本中气"论述犯禁后的变证及治疗，特色鲜明，后辑入《伤寒论纲目》。王旭高提倡经方类方研究，王氏是程门雪先生生前最为推崇的医家，程氏所著《伤寒论歌诀》一书多处引用王氏观点。柳宝诒主张"寒温统一""六经辨证"。张聿青既承袭经方之方与法，紧扣病机，巧用经方，异病同治，又取经方之法而不泥其方，病症互参，扩大经方的运用范围。

另据《江苏历代医人志》及无锡地方史志记载，明代吕大韶著《伤寒辨证》，清代钱维镛著《伤寒秘笈续集》，高日震著《伤寒要旨》，华文灿著《伤寒五法辨论》，吴廷桂著《伤寒析义》，王殿标著《伤寒拟论》《金匮管窥》，张孝培撰《伤寒论类疏》，这些书都具有较大价值，如清人汪琥评价张孝培《伤寒论类疏》"其注仲景书能独出己见，而不蹈袭诸家之说"，惜乎很多散佚或未刊。

第三，基于肾命理论运用膏方奉生治未病。 运用膏滋方调体养生是以环太湖龙砂文化区为中心的江浙沪地区民俗，《龙砂八家医案》中即有运用膏滋的脉案；《张聿青医案》中撰有"膏方"一卷；柳宝诒撰有《柳致和堂丸散膏丹释义》一书，目前柳氏致和堂的"膏滋药制作技艺"已入选第三批国家级非物质文化遗产扩展项目名录。

龙砂膏方具有"民俗原创、重在养生治未病""培补命门元阳，顺应'冬至一阳生'""注重阴阳互根，阴中求阳""结合五运六气，必先岁气抓先机""注重熬膏技艺，工艺精良"等五大优势特色。已故无锡市龙砂医学流派研究所终身名誉所长、首届国医大师颜德馨曾为龙砂膏方题词"固本清源，一人一方，适时进补，勿违天和"。正宗龙砂膏方，药材道地，炮制得法，用药精准，工艺纯和；成膏锃亮鉴影，油润如玉，柔韧若脂。

为进一步推动龙砂医学流派学术传承，无锡市政府于2013年正式批准成立无锡市龙砂医学流派研究所，国医大师朱良春与颜德馨共同出任终身名誉所长。朱老为研究所成立题词："中华医药，博大精深，流派纷呈，各具优势，锡澄毗邻，钟灵毓秀，龙砂医派，杏苑崛起，经方膏方，五运六气，岐黄万代，懿欤盛哉。"短短48字，凝练了龙砂医学的地域属性、产生的文化土壤以及主要学术特点，阐明了龙砂医学流派的活态传承现状和美好发展前景。

近年来，无锡市龙砂医学流派研究所本着一种责任感、使命感，围绕文献整理、特色技艺、学术推广、人才培养、科普宣传等方面，对龙砂医学进行全面深入系统的挖掘整理，初显成效。无锡市龙砂医学流派研究所一项重点工作就是对龙砂医学的非物质文化遗产特性进行梳理提炼，2014年成功申报无锡市非物质文化遗产项目并获批准，2016年龙砂医学诊疗方法（JS Ⅷ-22）（传统医药类）再次入选江苏省第四批省级非物质文化遗产代表性项目。

龙砂医学的"非遗"属性有一个鲜明的特点就是形成了活态传承，目前龙砂医学流派有顾植山与黄煌两位代表性传承人，他们承前启后，继往开来。顾植山对运气学说多有默运，深入阐发了运气学说中三阴三阳开阖枢、"三年化疫""伏燥论""七损八益"及《伤寒论》中的"六经欲解时"等重要理论，发掘推广了"三因司天方"的临床应用，在国家科技重大专项疫病预测预警课题方面的研究成绩卓著，引起了学界对中医运气学说的重视，并牵头成立了中华中医药学会五运六气研究专家协作组和世界中医药学会联合会五运六气专业委员会，成为当前全国五运六气研究方面的领军人物。

黄煌以经方的方证与药证为研究重点，用现代医学的语言对经方的传统方证进行破译，并结合自己的临床实践与研究，开创性地提出了以"方—病—人"为中心的"方证相应"学说和"方人药人"学说（经方体质学说），并在方证的规范化、客观化上作出了初步的尝试，致力于经方的教学普及推广与国际传播，在南京中医药大学成立了国际经方学院并担任院长，主持全球最大的公益性经方学术网站"经方医学论坛"，享誉海内外。

中医学术流派在中医药这个大框架下形成一源多流，百家争鸣，百花齐放的学术生态。这对于丰富临床诊疗手段、促进中医人才培养都具有重要价值。历代龙砂医家在行医济世的同时，勤于著述，编纂有五运六气、经方、本草、妇科、杂病等著作多部，为后人留下一笔宝贵的财富。

随着龙砂医学研究的深入和影响力逐步扩大，为了进一步做好学术流派的传承，促进中医学术进步，整理锡澄地区医学史料的工作提上了议事日程。2015年底由无锡市龙砂医学流派研究所牵头，经过调研寻访，对锡澄地区医家著作先作初步摸底，经过论证后，决定编写出版一套《龙砂医学丛书》。本套丛书采取一次设计，分步出版，以辑为主，以写为辅的原则，注重史料性，以时代为纲，内容为目，分册编辑，独立成书。

《龙砂医学丛书》拟收录出版的著作有《三因司天方》《运气证治歌诀》《子午流注针法》《素问运气图说》《运气指掌》《伤寒论纲目》《柳致和堂丸散膏丹释义》《龙砂八家医案》《龙砂姜氏医案》《惜余医案》《倚云轩医案医话医论》《沈芊绿医案》《黄氏纪效新书》《女医杂言》《伤寒九十论》《伤寒经解》《伤寒发微》《金匮发微》《经方实验录》《伤寒论新注》《夹阴伤寒》《伤寒阴阳表里传变愈解》《余注伤寒论翼》《温热逢源》《杂病源流犀烛》《妇科玉尺》《保产要旨》《风痨臌膈四大证治》《推拿捷径》《尤氏喉科》《本草简明图说》《本草经解要》《过氏医案》《王旭高医案》《柳选四家医案》《曹颖甫先生医案》《高氏医案》《吴东旸医案》《汪艺香医案》《张聿青医案》《邓星伯医案》《余听鸿医案》《周小农医案》等著作。这些著作初步分为运气、经方、膏方、医案等系列，他们中有很多已经过多次刊刻翻印，流传甚广，也有的是抄本、孤本，由于种种原因被束之高阁，迫切需要抢救性将其整理出版。

《龙砂医学丛书》的整理出版是一个系统工程，颇耗精力，且短时间不易出成果，但对于一门学术的研究，文献整理工作又是一项重要的基础性工作，《龙砂医学丛书》在编撰过程中有幸得到中国中医科学院、南京中医药大学、山东中医药大学、安徽中医药大学、云南中医药大学多位同道的帮助，中国医药科技出版社鼎力支持。书稿既成，又承蒙中国书法家协会原主席、著名书法家沈鹏先生题写书名，中国中医科学院首席研究员陈可冀院士与江苏省中医院夏桂成教授两位国医大师分别赐序勉励，令《龙砂医学丛书》增色很多，更是对我们的鼓励。在此一并表示衷心的感谢！

《孟子》有言："虽有智慧，不如乘势，虽有镃基，不如待时。"习近平强调："中医药学凝聚着深邃的哲学智慧和中华民族几千年的健康养生理念及其实践经验，是中国古代科学的瑰宝，也是打开中华文明宝库的钥匙。深入研究和科学总结中医药学对丰富世界医学事业、推进生命科学研究具有积极意义。"当前，中医药振兴发展迎来天时、地利、人和的大好时机，龙砂医学流派在中医药学的传承创新发展中负有特殊历史使命，我们将倍加努力，不忘初心，继续前行，把龙砂医学继承好、发展好、利用好，以更好地为人民群众健康服务！

由于学术水平有限，书稿整理中难免存在不足之处，希望专家、读者不吝赐教，以期日臻完善。

《龙砂医学丛书》编委会

无锡市龙砂医学流派研究所

校注说明

1. 全书文字繁体竖排，改为简体横排，加现代标点。

2. 因书改横排，原书表示前后文义的方位词"右"径改为"上"。

3. 底本中的异体字、古今字、通假字均改为现代通行字体，酌情出校。典故以及部分专业术语出注释之。对底本中字形属一般笔画之误，如属日、曰混淆，己、巳、已不分者，径改，不出注。

4. 底本若有衍字、脱字、讹字等，据校本加以改正，出校予以说明。底本无误，校本有误，一律不改，亦不出注。底本与校本文字互有出入，而文意皆通，或意可两存者，以底本为准，并出注。

5. 对难字、生僻字加以注音和解释。凡需注释的字词多次出现时，于首见处出注。

6. 药物名称按现代通用之法律正，如"山查"改为"山楂"，"硃砂"改为"朱砂"，"连乔"改为"连翘"，"铃羊"改为"羚羊角"，"牛旁子"改为"牛蒡子"，"射香"改为"麝香"，"瓜娄"改为"瓜蒌"，"川山甲"改为"穿山甲"，"兔丝子"改为"菟丝子"，等等，不出注。书中如术、芪等单字药名，为保留著作原貌，不作改动。对于有地方处方书写特色的药物名称，保留原貌，如"嫩双钩""上绵芪"，不便于理解者，出注予以说明。

7. 若底本中原有眉批者，加注置于相应位置。

8. 底本引用他书文献，多有删节及改动，故底本与他校本文字不同时，凡不失原意，皆不改动，以保存原书风貌；出入较大时，出注说明之；错讹者，改正之，并出注。

9. 原书中有重合内容者，为保持原貌，不予删减。校本有，底本无，存疑内容，无其他校本者，收于附录。

10. 对目录与正文标题不一致的，以正文标题为主，参考目录标题。对目录与正文顺序不一致的，以正文为准，重置目录顺序。对目录脱漏正文篇章的，在目录中补上。

11. 书中插图以原书插图重新绘制，有图注者，繁体改为简体，阅读顺序仍从右至左，不予改动。

12. 各分册中遇到的具体情况，在各册校后记中予以补充说明。

叙

　　民受天地之气以生，天地之气分为四时，叙为五节。阴阳运行焉，五行升降焉。自其代禅言之谓之运，自其应候言之谓之气。运有太过、不及；气有胜复、逆从。则失其中和之常，民生其中，得其有余、不足之偏则致病。古圣人节宣之，济其不及以泻其过，制其胜复以调其逆从，故雨旸燠寒风得其时，而民无夭札。经曰：必先岁气，毋伐天和，此之谓也。所谓节宣之者，即天地偏胜，所生之气味，以还治天地之偏胜，其中正反补泻主治之殊，佐使君臣调剂之变，不出乎阴阳五行刚柔生克之理，以制之要，其迭相为经之妙。非神而明之者，不能通其化裁之道矣。《黄帝·素问》其说至详，然未有专方，后贤末由措手也。宋·陈无择推本《素问》，立天干十方、地支六方，见证用药，条分而缕析之。过与不及治而平之，本气以正方治之，天气加临，复分病证而加减之，其精详醇备蔑以加矣。数百年来修明之者，间有一二，择焉不精，语焉不详，甚至求其说而不得，继以不信，往往而是也。江阴缪君芳远，学贯百家，才罗今古，悯陈氏之学久失其传，以游艺之余疏通而解释之，复以生克运化之际论说，未能遽详也，各绘图以明之。其自叙云：言病必本诸《内经》，言药必衷诸《本草》，可以信今传后而无杜撰之讥，此所堪自信者。因命沅司校仇之役，且属为叙。沅秉质鲁钝，学殖荒落，医药之理，尤所未谞①，受而读之，绎其理广博精深，玩其辞布帛菽粟，阐发古人，嘉惠后学。诚所谓述而不作，信而可征者，已末学肤受，扬诩无由，因即原叙所论阴阳五行之道，暨所闻于缪君者，还以质之。太史公曰：非好学深思，心知其意，固难为浅见寡闻道也②。

嘉庆元年岁在丙辰十有二月壬午后学江沅兰泉③拜撰

---

① 尤所未谞：之模本作"尤为未谞"。
② 语出《史记·五帝本纪》。
③ 江沅（1767~1837年），清·江苏元和（今苏州）人，字子兰，号铁君。优贡生。通经史，尤精音韵小学。传祖江声（1721~1799年）之学，后师事段玉裁。著有《说文解字音韵表》《说文释例》等。

自叙 ①

　　余弃举业，悬壶事亲，每读司天运气之说，几欲废书而叹。恨古人不立说著方，以为天地间一大缺陷也。后见吾邑姜体乾先生治病神效，读其方必多至二十余品，心窃非之。然人所不能措手者，投剂辄效，殊难窥其底蕴也。后登堂造请，乃出宋板陈无择《三因司天方》以示，余始知先生之用药，无问内外气血，每于《司天方》中或采取数味、或竟用全方，然后杂以六经补泻之品。故其方似庞杂而治病实有奇功，于是录其全本而归。每欲绘图作论以发明其意，缘雨棹霜篷，长年仆仆，未克竟绪。丙午秋抱病斋居，勉谢人事，因率笔书论一十六首，虽文理荒谬，见笑大方，然论病悉本诸《内经》，议药尽归之《本草》，从无杜撰一语，遗害后贤。惜坊刻无传，欲付剞劂而力不迨。丁巳春，毗陵赵中宪公子粤峤来苏就诊，偕长公子山痴同至，得此方读之，恐古书湮没，急命付梓，以公同好。其寿世之心为何如哉，于是叙其颠末以记一时之知遇焉。

时嘉庆二年之四月

澄江 ② 缪问芳远 自叙 ③

---

① 之模本"自叙"页有眉批："我祖恒斋公，按司天在泉脉法，合时令节候，人之见症，然后用司天方也。如一乡一都，有时疠疫气，此非五运六气所化之，不用此法也。重孙 之模识"。恒斋为龙砂姜氏世医第四代姜健的号，眉批署名"重孙 之模"，如此则本书作者"之模"当为"姜之模"，存疑待考。

② 江阴古称"澄江"。

③ 之模抄本自叙落款后有"顾山镇人"4 字。

司天方原叙 ①

　　夫五运六气，乃天地阴阳运行升降之常道也。五运流行，有太过不及之异，六气升降，有逆从胜复之差。凡不合于政令德化者，则为变眚，皆能病人。故经云：六经波荡，五气倾移，太过不及，专胜兼并，所谓治化，人之应也。或遇变眚，聿兴灾沴，因郁而发，以乱其真常之德，而致折伤，复随人藏气虚实而为病者，谓之时气。与夫感冒所伤，天行疫疹，迥然不同。前哲知天地有余不足，违戾之气，还以天道所生德味而平治之。经论昭然，人鲜解意，恐成湮没，故叙而记之。

---

① 司天方原叙：即《三因极一病证方论》卷五"五运论"之文。之模本有"宋青田鹤谿陈言无择著五运论"13 字小注。同时有眉批：德化者气之祥，政令者气之章；德化政令和气也。变异者复眚之纪，灾之者乖候也；为灾为变乖气也；灾眚者伤之始。如，土曰季化，春政金不及，夏令冬有应，春木德夏火化，秋政冬令。

凡例①

——是书司天在泉，经文民病尚多，悉照原本节录，非敢割截经文也。

——此书坊刻无传，惟《东医宝鉴》载有十六方，而于客气之加临毫无加减，其药味分两稍有不同，亦悉宗原本。

——是书配合气味用药之妙，悉本经义，舍是书而别求元解，毫无依据，后贤之论司天者不为不多，言之而不能详，一无有俾来学，惟此可为用药规模。

——司天方惟吾宗仲醇公论，为出于汉魏之后，谓前此越人无其文，后之叔和鲜其说，至暮年始悔立言之误，见于家乘自述志中，谅亦未见是书之故也。

——是书明季戴元礼先生曾叙其方，未经刊行，而吾邑姜公亦欲刻，不果。今得毗陵赵公，不惜捐赀，急付剞劂行世，始知古书之隐显，似有前定也。

——是书一切方论各图，不过聊以指点初学，以便深造斯道，其挂一漏万处极多，实为表彰前烈起见，非敢借以沽名也。欲窥全豹，《内经》具存，有志者不难深求也。

——论中圈点，皆蒙友生奖借，未敢删去，倘见地差舛，若蒙赐以教言，自应承示改正，断不敢自以为是也②。

---

① 之模本"凡例"在"考五音、考五星、胜复考、考气化"之后。
② "论中圈点……断不敢自以为是也。"之模本无此条。

目录

三因司天方①

后学兰陵缪问芳远氏　释

门人吴门谷勇立、琴川戴步瀛仝　校

运气总说

张介宾曰：世有一等偏执浅见者，每訾运气之学，无益于医，且云疾病相加，岂可例以运气施治，必不可也。余喻之曰：若所云者，是②真运气之不必求，虽求无益也。然而运气之道，岂易言哉！凡岁气之流行，即安危之关系。或疫气遍行，而一方皆病风温；或清寒伤藏，则一时皆犯泻痢；或痘疹盛行，而多凶多吉，期各不同；或疔毒遍生，而是阴是阳，每从其类；或气急咳嗽，一乡并兴③；或筋骨疼痛，人皆道苦；或时下多有中风；或前此盛行痰火。诸如此者，以众人而患同病，谓非运气之使然欤！

观东垣于元太和二年制普济消毒饮，以救时行疫疠，所活甚众，非此而何？第运气之显而明者，时或盛行，犹为易见；至其精微，则人多阴受，而识者为谁？夫人殊禀赋，令易寒暄，利害不侔，气交使然。故凡以太阳之人，而遇流衍之气，以太阴之人，而遇赫曦之

---

① 之模本有朱笔眉批："张介宾曰，故善察运气者，必当顺天以察运。"墨笔眉批："宋之嘉泰二年，即金元之泰和二年也，是年岁次在壬戌年也，壬戌岁木运，太阳司天，太阴在泉，是年大头瘟症大行，六壬岁发之纪，眩冒巅疾，为金所伤。模识。"
② 是：《类经·运气类十·附运气说》卷24作"似"。
③ 一乡并兴：成都抄本作"一乡并举"。

纪，强者有制，弱者遇扶，气得其平，何病之有？或以强阳遇火，则炎烈生矣；阴寒遇水，则冰霜及矣。天有天符，岁有岁会，人得无人和乎？能先觉预防者，上智也；能因几①辨理者，明医也；既不能知，而且云乌有者，下愚也。然则，运气之要与不要，固不必辨。独慨夫知运者之难其人耳。故达人之见，必顺天以察运，因变以求气，得其义则胜复盛衰之理，随其几②而应其用矣。戴人云：病如不是当年气，看与何年运气同。便向某年求活法③，方知都在至真中④，庶乎得运气之意矣。世皆弃去运气，余故引此篇以弁其首，有心者必有同好也。

缪问曰：人生于地，气应于天。天地之运气，互为胜复，则脏腑之阴阳，互为盛衰。衰则所胜妄行，己虚而彼实；盛则薄所不胜，己实而彼虚。苟实其实而虚其虚，害生益甚。能实其虚，而虚其实，虽病何伤。经曰：无盛盛，无虚虚。又曰：有者求之，无者求之。盛者责之，虚者责之。味斯旨也，于运气之道，思过半矣⑤。

天干诸方

六甲年附子山萸汤⑥

岁土太过，雨湿流行，肾水受邪。民病腹痛，清厥，意不乐，

---

① 几：成都抄本作"机"。
② 几：之模本、成都抄本均作"机"。
③ 便向某年求活法：之模本句下有"张子和诗"4字小注。
④ 方知都在至真中：之模本句下有"戴述之"3字小注。
⑤ 之模本下有："夫五运六气，乃天地阴阳，运行升降之道也，五运流行，有太过不及之异，六炁升降，则有逆行胜复之差……五运以天地所生德味而平治之，经论昭然，鲜留意，恐成湮没，故叙而纪之。"炁（qì，气）：同"气"。
⑥ 底本目录为"六甲年经文"，根据全书体例改为"六甲年附子山萸汤"。之模本正文前有题录"五运六气论方 宋青田鹤溪陈言无择 编"，"五运论"有小字"戴元礼作司天方叙"，横排分三行并行署名"承春甲 参；恒斋公 校正；子元敷公定"。

体重烦冤。甚则肌肉萎，足痿不收，行善瘛，脚下痛，饮发，中满，食减，四肢不举。病腹满，溏泄，肠鸣，反下甚。而太溪绝者，死不治。

主方 **附子山萸汤** [①]

附子炮　山萸肉各一钱五分　半夏　肉蔻各一钱二分半　木瓜　乌梅各一钱　丁香　木香 [②] 各七分　生姜七片　大枣二枚

缪问曰：敦阜之纪，雨湿流行，肾中之真气被遏，则火用不宣，脾土转失温煦，此先后天交病之会也。《内经》谓："湿淫于内，治以苦热。"故以附子大热纯阳之品，直达坎阳，以消阴翳，回厥逆而鼓少火，治肾而兼治脾。但附子性殊走窜，必赖维持之力而用益神，有如真武汤之用白芍，地黄饮之需五味是也。此而不佐以萸肉之酸收，安见其必入肾而无劫液之虑；不偕以乌梅之静镇，难必其归土而无烁肺之忧。非徒阳弱者赖此见功，即阴虚者投之中綮矣 [③]。然腹满溏泄为风所复，土转受戕，此治肝宜急之秋也。脏宜补，以萸肉专培厥阴；腑宜泻，借木瓜以泄甲木。所以安甲乙者，即所以资戊己也。肉果辛温助土，有止泻之功，兼散皮外络下诸气，治肉痿者所需。再复以半夏之利湿，丁、木香之治胃，木瓜、乌梅之疗痿，眼光四射矣。风气来复，有酸味群药补之泄之，尚何顾虑之有哉。 [④]

---

① 之模本墨笔眉批："嘉庆二年，江邑缪芳远谓，司天方宗仲淳公，论出汉（韦）之后，前此越人参其文，至明戴元礼叙其列。"韦：据文义当为"魏"。明·缪希雍《本草经疏》说："原夫五运六气之说，其起于汉魏之后乎？何者，张仲景汉末人也，其书不载也；华元化三国人也，其书不载也。前之，则越人无其文……"
② 木香：《三因方》作"藿香"。之模本有墨笔眉批："缪问藿香改木香。"
③ 之模本有"用附子无萸梅二味，用之阴虚则必见伤矣。"
④ 之模本后有方歌：附子山萸治六甲，肉蔻瓜梅丁藿夏，再加姜枣空心服，肾经受湿诸疾罢。

六乙年紫菀汤

岁金不及，炎火乃行，民病肩背督重，鼽嚏，血便注下。复则头脑户痛，延及脑顶，发热，口疮，其则心痛。

主方**紫菀汤**

紫菀　白芷①　人参　黄芪　杏仁　地骨皮　桑白皮　甘草各一钱　生姜三片　大枣二枚

缪问曰：凡岁金不及之年，补肺即当泻火，以折其炎上之势。若肺金自馁，火乘其敝，民病肩背痛督重，鼽嚏便血注下，不救其根本可乎哉？盖肩背为云门、中府之会，肺脉所循，鼻为肺窍，肺伤则鼽嚏。肺与大肠为表里，气不下摄则为便血注下，脏病而腑亦病矣。此时若为清火止泄之谋，一如姜维之守剑阁，终不免阴平之度②。计惟有撄城自守，急补肺金③为得耳。人参、黄芪以固无形之气，统摄走泄之阴，气交之火必潜伏金中；地骨皮甘平微苦，能泻肺中伏火，凉其沸腾之血；又肺苦气上逆，泄之以杏仁之苦；肺欲收，敛之以白芍之酸。桑皮甘寒，补血益气，吐血所需；紫菀苦温，下气寒热咸赖，合之甘草之补土生金，缓诸药于至高之分，而参芪得指臂之效。为水所复，不用别药，即以养金之法，并为御水之谋，盖补土可以生金，而实土即堪御水也④。

---

① 之模本"白芷"下有"原本白芍"4小字注。之模本有墨笔眉批：我恒斋公将白芍改用白芷。

② 姜维之守剑阁：典出《三国志·姜维传》。

③ 急补肺金：成都抄本作"急补肺阴"。

④ 之模本有方歌：紫菀汤逢乙岁宜，参芪甘芍骨桑皮，杏枣生姜等分用，肺虚感热此方奇。

六丙年川连茯苓汤

岁水太过，寒气流行，邪害心火。民病身热，烦心躁悸，阴厥，上下而寒，谵妄心痛，甚则腹大胫肿，喘咳，寝汗出，憎风。病反腹满，肠鸣溏泄，食不化，渴而妄冒。神门绝者，死不治。

主方**黄连茯苓汤**

川连　赤苓各一钱二分半　麦冬　车前　通草　远志各七分半　半夏　黄芩　甘草各五分　生姜七片　大枣二枚

缪问曰：岁水太过，寒气流行，邪害心火，此而不以辛热益心之阳，其故何耶？按六丙之岁，太阳在上，泽无阳焰，火发待时；少阴在上，寒热凌犯，而气争于中；少阳在上，炎火乃流，阴行阳化，所谓寒甚火郁之会也。故病见身热烦躁，谵妄胫肿腹满等症，种种俱水湿郁热见端，投以辛热，正速毙耳。丙为阳刚之水，故宗《内经》气寒气凉，治以寒凉立方，妙在不理心阳而专利水清热，以平其汩没之害。黄连味苦，可升可降，寒能胜热者，以平其上下之热；更以黄芩之可左可右，逐水湿，清表热者，以泄其内外之邪；通草性轻，专疗浮肿；车前色黑，功达水源；茯苓、半夏，通利阳明；甘草为九土之精，实土御水，使水不上凌于心，而心自安，此围魏救赵[1]，直趋大梁之法也。心为主宰，义不受邪，仅以远志苦辛之品，媚兹君主，即以祛其谵妄，游刃有余。心脾道近，治以奇法也。但苦味皆从火化，恐燥则伤其娇脏，故佐以麦冬，养液保金。且陈氏谓麦冬合车前，可已湿痹，具见导水之功能。土气来复，即借半夏之辛，以补肝而疏土之实，用药之妙，岂思议可及哉[2]。

----

[1] 围魏救赵：典故出自《史记·孙子吴起列传》。

[2] 之模本有方歌：丙年川连茯苓汤，芩夏车前甘麦囊，远志木通姜枣煎，心虚寒冷此方良。

六丁年苁蓉牛膝汤

岁木不及，燥乃大行，民病中清，胠胁痛，少腹痛，肠鸣溏泄。复则病寒热，疮疡痱疹痈痤，咳而鼽。

主方**苁蓉牛膝汤**①

苁蓉　牛膝　木瓜　白芍　熟地　当归　甘草各一钱　生姜三片　大枣三枚②　乌梅一枚　鹿角一钱

缪问曰：是汤与六庚年之牛膝汤，同为补肝之剂，而补之之法，大有迳庭矣。民病胠胁少腹痛③，厥阴之络下络少腹，肝虚则阳下陷而为痛。木动则风内攻而为肠鸣鹜溏。是年风燥火热，多阳少阴，不资液以救焚，则熇熇之势，遂成滋蔓，是当藉天一之源，以制其阳焰者也。但肾为肝母，徒益其阴，则木无气以升，遂失春生之性；仅补其阳，则木乏水以溉，保无陨落之忧，故必水火双调，庶合虚则补母之义。苁蓉咸能润下，温不劫津，坎中之阳所必需；熟地苦以坚肾，湿以滋燥，肾中之阴尤有赖，阴阳平补④，不致有偏胜之害矣。再复当归、白芍辛酸化阴，直走厥阴之脏，血燥可以无忧。但为火所复而寒热，而疮疡，问尝思之，则知一从少阳，始为寒热；一从少阴，始发疮疡。木瓜之酸泄少阳，甘草之甘泻少阴。合之牛膝、乌梅俱主寒热；鹿角一味，专散疮疡，且止少腹痛。姜枣和营卫止泻痢，同一补肝，而法有不同如此⑤。

---

① 之模本方解调至"牛膝木瓜汤"后。
② 大枣三枚：《三因方》卷五无大枣。
③ 少腹痛：底本原作"少肢痛"，据成都抄本改。
④ 阴阳平补：成都抄本作"阴阳并补"。
⑤ 之模本有方歌：苁蓉牛膝治六丁，甘芍木瓜归地匀，姜梅加入肝虚服，鹿角屑加痿弱宁。

六戊年麦冬汤

岁火太过，炎暑流行，肺金受邪。民病疟、少气、咳喘、血溢、血泄、注下、嗌燥、耳聋、中热、肩背热。甚则胸中痛，胁支满胁痛，膺背肩胛间痛，两臂内痛，身热骨痛而为浸淫。病反谵妄狂越，咳喘息鸣，下甚，血溢血泄不已。太渊绝者，死不治。

主方**麦门冬汤**

麦冬　白芷　半夏　竹叶　钟乳①　桑皮②　紫菀　人参各一
钱　甘草五分　姜三片　枣二枚

缪问曰：岁火太过，炎暑流行，肺金受邪，民病疟、少气、咳喘、血溢、血泄、注下、嗌燥、耳聋等症，肺脏受烁可知，此而不阴阳并补，则金败水竭，火无所畏，多将熇熇矣。人参益肺之气，麦冬养肺之阴。张元素谓：参味苦甘能泻心肺之火，麦冬味苦兼泄心阳，且救金且抑火，一用而两擅其长。复以钟乳，益气补虚，止咳下气，肺之欲有不遂乎。然肺为多气之脏，益之而不有以开之，譬犹不戢之师也。桑皮甘寒，紫菀微辛，开其膹郁，更藉其止血之功。再以半夏、甘草以益脾，虚则补其母也。白芷辛芬，能散肺家风热，治胁痛称神。竹叶性升，引药上达，补肺之法，无余蕴矣。水气来复，实土即可御水，又何烦多赘乎。要知此方之妙，不犯泻心苦寒之品，最为特识。盖岁气之火，属在气交，与外淫之火有间，设用苦寒，土气被戕，肺之化原绝矣。是方也，惟肺脉微弱者宜之，若沉数有力及浮洪而滑疾者，均非所宜，此中消息，愿后贤会之③。

---

① 之模本作"钟乳粉"，并有"补阳明气药"5字朱笔注文。
② 之模本有"原本桑白皮"5字小注。
③ 之模本有方歌：戊年汤用麦门冬，菀芷参甘夏竹从，竹叶桑皮钟乳粉，枣姜能治肺金工。

六己年白术厚朴汤

岁土不及，风乃大行，民病飧泄，霍乱，体重腹痛，筋骨繇复，肌肉瞤瘛，善怒。咸病寒中。复则胸胁暴痛，下引少腹，善太息，食少失味。

主方**白术厚朴汤**

白术　厚朴　半夏　桂心　藿香　青皮各一钱　干姜炮　甘草炙，各一钱五分

缪问曰：岁土不及，寒水无畏，风乃大行，民病飧泄、霍乱等症，皆土虚所见端。但土虚则木必乘之，是补太阴尤必兼泄厥阴也。夫脾为阴土，所恶在湿，所畏在肝，其取资则在于胃。古人治脾必及胃者，恐胃气不得下降，则脾气不得上升，胃不能游溢精气，脾即无所取资，转益惫耳。故君以白术甘苦入脾之品，燥湿温中，佐以厚朴之苦温，平胃理气，是补脏通腑之法也。肝为将军之官，凌犯中土，是宜泄之。桂心辛甘，泄肝之气；青皮苦酸，泻肝之血。辛酸相合，足以化肝。复以甘草，缓肝之急，监制破泄之品，毋许过侵脏气，战守兼施矣。再合藿香之辛芬，横入脾络；炮姜之苦辛，上行脾经；半夏之辛滑，下宣脾气，其于上下、左右、升降、浮沉，种种顾虑总不外乎奠安中土也。脾气固密，一如重帏峻垣，狂飙可御，不畏乎风气之流行矣。金气来复，又得厚朴、半夏泻肺气之有余，不用苦寒戕土，即《内经》以平为期，不可太过之义也。是方独不用姜枣，以脾之气分受邪，无藉大枣入营之品，且畏姜之峻补肝阳，锦心妙谛，岂语言能推赞哉①。

---

① 之模本有方歌：白术厚朴同桂心，藿香甘夏炮姜青，煎加姜枣食前服，己岁脾虚此最灵。

六庚年牛膝木瓜汤

岁金太过，燥气流行，肝木受邪。民病两胁下少腹痛，目赤痛，眦疡，耳无所闻，体重烦冤，胸痛引背，两胁满且痛引少腹。甚则喘咳逆气，肩背痛，尻阴股膝髀腨胻足皆痛。病反暴痛，胠胁不可反侧，咳逆甚而血溢。太冲绝者，死不治。

主方**牛膝木瓜汤**

牛膝　木瓜各一钱　白芍　杜仲　枸杞子　松节① 菟丝子　天麻各七分半　甘草五分　生姜二片　大枣二枚

缪问曰：此治岁金太过，肝木受邪之方也。夫金性至刚，害必凌木，民病胁与少腹痛，目赤痛，眦疡，耳不闻，胸背两胁少腹痛，是非肝为金遏，郁而不舒，胡上下诸痛悉见耶？盖金者主气与声也，肺气逆行，上蒙清窍，耳乃无闻。肝为藏血之会，火复阴伤，不获荣养肢体，缘见诸痛，其用药之例，补肝之血，可以从酸，补肝之气，必不得从辛矣。何则，酸可育肝之阴，辛则劫肝之血，故方用白芍补厥阴之阴，且制肺金之横；杜仲养风木之气，自无辛烈之偏，同为气血交补义，仍重取肝阴，最为有见。至松节通利血中之湿，且治关节诸疼，牛膝、菟丝益肝润下，复以枸杞甘平润肺，不用泻金而金自宁，此则柔克之法也。合之木瓜舒筋，天麻熄风，牛膝达下，顾虑周密，虽有火气来复，喘咳气逆，总可无忧矣②。

---

① 松节：《三因方》卷五作"黄松节"，是书卷三"三阴并合脚气治法"四蒸木瓜圆方论载"黄松节即茯苓中木"。据缪问方解"松节通利血中之湿，且治关节诸疼"，当为松木之节。松节，又称油松节，为松科植物油松或马尾松的干燥瘤状节或分枝节，苦，温，归肝、肾经，有祛风除湿，通络止痛之功效。《得配本草》谓其：燥血中之湿，除骨节间之风。得乳香、木瓜，治转筋挛急。

② 之模本有方歌：牛膝木瓜芍菟甘，黄松仲杞天麻忝，再加姜枣治庚岁，燥湿肝虚服自安。

六辛年五味子汤

岁水不及，湿乃大行。民病腹满，身重濡泄，寒疡流水，腰股发痛，腘腨股膝不便，烦冤，足痿清厥，脚下痛，甚则跗肿。寒疾于下，甚则腹满浮肿。复则面色时变，筋骨并辟，肉𥆧瘛，目视𥇒𥇒，肌肉胗发，气并鬲中，痛于心腹。

主方**五味子汤**

五味子　附子_炮　巴戟　鹿茸①　山萸　熟地黄　杜仲_炒②，各一钱　生姜_{七片}　盐少许

缪问曰：辛年主病，身重，濡泄，寒疡，足痿清厥等症，皆涸流之纪，肾虚受湿也。然而淡渗逐湿则伤阴，风药胜湿益耗气，二者均犯虚虚之戒矣。盖肾中之阳弱，少火乏生化之权，则濡泻。肌肉失温煦之运，湿乃着而不流，入气分则为身重，入血分则为寒疡。肾中之阴弱。则痿痛而烦冤，即《内经》所称内舍腰膝，外舍溪谷，皆湿之为害也。故以单刀直入之附子，急助肾阳，遍走经络，驱逐阴霾，破竹之势，有非他药可及者；再佐以熟地甘苦悦下之味，填补肾阴；五味之酸敛，收阴阳二气于坎中，固护封蛰，无遗憾矣。巴戟甘温，入阴除痹有效。鹿茸咸温，补血益髓称神。精不足者，补之以味是也。为木所复，目视𥇒𥇒，筋骨洴澼，肝虚可知。肝欲辛，补之以杜仲之辛；肝喜酸，与之以萸肉之酸，况二药并行，能除湿痹而利关节，补肝即所以益肾，又子能令母实之义，非独治其来复也③。

---

① 之模本有"烧去毛酥炙"5字小注。

② 之模本为"姜汁炒"。

③ 之模本有方歌：五味子汤治六辛，地附山萸仲戟均，还须鹿茸姜盐服，肾气虚来诸病宁。

六壬年茯苓汤

岁木太过，风气流行，脾土受邪。民病飧泄食减，体重烦冤，肠鸣，腹支满。甚则忽忽善怒，眩冒巅疾。反胁痛而吐甚，冲阳绝者，死不治。

主方**茯苓汤** [①]

茯苓　白术　厚朴　青皮　干姜炮　半夏　草果　甘草各一钱　姜三片　枣二枚

缪问曰：是方治发生之纪，风气流行，脾土受邪之剂也。民病飧泄食减，体重烦冤，肠鸣腹满，甚则忽忽善怒。肝木乘脾极矣，是当用肝病实脾法，以为根本之地。夫风淫所胜，治以苦甘。白术、甘草，一苦一甘，以补脾之体，佐以草果、厚朴，辛香消滞，以宣脾之用，健运不愆，脏腑交赖矣。然土又恶湿，补之而不去其害，究非法程。臣以茯苓、半夏通利阳明，驱无形之邪，导之从小便下达，坤土资辛淡之品，而湿乃行，治痹[②]之法尽乎此矣。但风淫所胜，宜稍犯之。青皮之酸，甘草之甘，所谓以酸泻之，以甘缓之是也。不涉血分，顾虑藏阴，合之炮姜，焦苦醒脾，且以制金之来复。复则胁痛而吐，泄之缓之，已具备于诸药之中。姜、枣调营益卫，治中所需。信乎，丝丝入扣之方也[③]。

---

① 茯苓汤：《三因方》卷五作"苓术汤"，之模本亦作"苓术汤"。之模本有朱笔眉批："彭用光此汤改名苍术汤，加苍术，一本茯苓。"彭用光，明代医家，庐陵（今江西吉安）人。喜言太素脉，著有《体仁汇编》《潜溪续编伤寒蕴要》《简易普济良方》等。

② 砚蟾山房本为"脾"字，结合文义，"脾"字似更符医理。

③ 之模本有方歌：苓术汤能治六壬，夏甘草果炮姜青，枣姜厚朴空心服，脾胃感风诸病平。

六癸年黄芪茯神汤 ①

岁火不及，寒乃大行。民病胸中痛，胁支满，两胁痛，膺背肩胛间及两臂内痛，郁冒朦昧，心痛暴瘖，胸腹大，胁下与腰背相引而痛，甚则屈不能伸，髋髀如别。复则病鹜溏，腹满，食饮不下，寒中，肠鸣泄注，腹痛，暴挛痿痹，足不任身。

主方**黄芪茯神汤**

　　黄芪　茯神　远志　紫河车　米仁②炒，各一钱　生姜三片　大枣二枚③

　　缪问曰：按六癸之岁，其脏为心，其发为痛。揆厥病情，无一非心血不足见端，盖心为生血之脏，血足则荣养百骸，不足则病多傍见，如胸胁肩臂腰背诸痛，甚则屈不能伸是也。再按肩臂之络，青灵、少海诸穴，咸系于心。方用河车，甘咸之品，以有情者，大补其心之血；茯神甘淡之品，急益其心之气；更恃远志，辛能达下，挈离入坎，以育心之神，简而该切而当矣。然土气来复，是亦妨心之一大劲敌也。传曰：将欲取之，必先与之④。黄芪、苡米甘淡悦脾。而黄芪走表，尤有止痛之功；苡米舒筋，大有治痿之效，是与之为彼用者，反借之以自庇也。要之气交之病，多属脏气凌犯，非如六腑之可泻，即或稍犯，亦不可太过。天干十方，具本此义。特为拈

────────────

① 之模本有"原苓"2字小注，并有朱笔眉批：此方彭氏加软柴胡、酸枣仁炒研，去紫河车、米仁。
② 米仁：《三因方》卷5作"酸枣仁"。
③ 大枣二枚：之模在"五运论方"后有总结语如下："凡遇六甲六丙六戊六庚六壬乃土水火金木太过，为五运先天。六乙六丁六己六辛六癸乃金木土水火不及，为五运后天。民病所感，治之各以五味所胜调和之，以平为期。病如不是当年气，看与何年运气同。便向此中寻妙诀，扶持造化夺天工。"
④ 将欲取之，必先与之：语出于《老子·三十六章》。

出，可为世之操刀者，顶门下一针矣^①。

六气论原叙^② 以下地支六方

夫阴阳升降，在天在泉，上下有位，左右有纪，地理之应，标本不同，气应异象，逆顺变生，太过不及，悉能病人。世谓之时气者，皆天气运动之所为也。令能知地理本气，然后以天气加临为标，有胜有复，随气主治，悉见病原矣^③。

论正阳汤

子午之岁，少阴司天，阳明在泉，气化运行先天。民病关节禁固，腰痛，气郁而热，小便淋，目赤心痛，寒热更作。咳嗽，鼽衄，嗌干，饮发，黄疸，喘甚，下连小腹，而作寒中，**宜正阳汤**。

白薇　元参　川芎　桑白皮　当归　白芍　旋覆花　炙甘草各一钱　生姜五片

上判，水煎服。

初之气^④，太阳加临厥阴，主春分前六十日有奇，民反周密，关节禁固，腰椎^⑤痛，中外疮疡。加枣仁^⑥、升麻。

二之气，厥阴加临少阴，主春分后六十日有奇，民病淋，目瞑

---

① 之模本有方歌：黄芪茯神治癸年，远志河车米仁全，心虚挟寒为宜服，还有枣姜加内煎。

② 六气论原叙：之模本标题作"六气论"，下有"戴元礼司天论原叙"8字小注。此叙即《三因方》卷五"六气叙论"之文。成都本无此节。

③ 之模本此段下有大量有关五运六气基本知识的论述，如"六气所主时段""客主加临"等，或为正文，或为眉批形式出现。

④ 之模本对"初之气，太阳寒水加临厥阴风木，民病关节禁锢，腰脽痛，中外疮疡……终之气……"等六气发病情况，写于方药之前。以下六方同此，不再出注。

⑤ 腰椎：砚蟾山房本作"腰脽"，据《素问·六元正纪大论》经文，作"腰脽"似更妥。后同，不再出注。

⑥ 枣仁：《三因方》卷5作"杏仁"，之模本亦作"杏仁"。

目赤，气郁于上而热。加车前、茯苓。

三之气，少阴加临少阳，主夏至前后各三十日有奇，民病气厥心痛，寒热更作，咳喘，目赤。加麻仁、杏仁。

四之气，太阴加临太阴，主秋分前六十日有奇，民病寒热，嗌干，黄疸，衄衊，饮发。加荆芥、茵陈。

五之气，少阳加临阳明，主秋分后六十日有奇，民乃康，其病温。依正方。

终之气，阳明加临太阳，主冬至前后各三十日有奇，民病肿于上，咳喘，甚则血溢，病生皮腠，内舍于心，下连少腹，而作寒中。加苏子。

缪问曰：少阴司天之岁，经谓热病生于上，清病生于下，水火寒热，持于气交。民病咳血，溢血，泄，目赤，心痛等症，寒热交争之岁也。夫热为火性，寒属金体，用药之权，当辛温以和其寒，酸苦以泄其热，不致偏寒偏热，斯为得耳。当归味苦温，可升可降，止诸血之妄行，除咳定痛，以补少阴之阴；川芎味辛气温，主一切血，治风痰饮发如神；元参味苦咸，色走肾而味及心，《本经》称其寒热积聚咸宜。三药本《内经》咸以软之，而调其上之法也。桑皮甘寒悦肺；芍药酸以益金；旋覆重以镇逆，本《内经》酸以收之，而安其下之义也。白薇和寒热，有维持上下之功，生姜、甘草一散一和，上热下清之疾胥愈矣。

初之气，太阳寒水加厥阴风木，民病关节禁固，腰膝痛，气郁而热，加枣仁之苦温，升麻之苦寒，以利其气郁，气利则诸痛自止。

二之气，厥阴风木加少阴君火，民病淋，目赤，加车前以明目，茯苓以通淋。

三之气，少阴君火加少阳相火，民病热厥心痛，寒热更作，咳喘，目赤，加麻、杏二味，一以开肺，一以润燥耳。

四之气，太阴湿土加太阴湿土，民病衄衊，黄疸，嗌干，饮发。加荆芥入木泄火，止妄行之血；茵陈入土，主湿热之黄。藏器谓：

荆芥搜肝风，治劳渴、嗌干、饮发，均为专药。

五之气，少阳相火加阳明燥金，民病温，依正方。

终之气，阳明燥金加太阳寒水，民病上肿，咳喘，甚则血溢，加苏子以下气。传曰：刚克，柔克，真斯道之权衡也[1]。

论备化汤

丑未之岁，太阴司天，太阳在泉，气化运行后天。民病关节不利，筋脉痿弱，或湿厉[2]盛行，远近咸若，或胸膈不利，甚则浮肿，寒疟，血溢，腰椎痛，宜**备化汤**。

木瓜　茯神各一钱五分　牛膝　附子炮，各一钱二分半　熟地　覆盆子各一钱　甘草[3]七分

上剉，入姜五片，水煎服。

初之气，厥阴加临厥阴，主春分前六十日有奇，民病血溢，筋络拘强，关节不利，身重筋痿。依正方。

二之气，少阴加临少阴，主春分后六十日有奇，民乃和，其病瘟疠大行，远近咸若。去附子，加防风、天麻。

三之气，太阴加临少阳，主夏至前后各三十日有奇，民病身重，胕肿，胸腹满，加泽泻。

四之气，少阳加临太阴，主秋分前六十日有奇，民病腠理热，血暴溢，疟，心腹满热，胪胀[4]甚则胕肿。依正方。

五之气，阳明加临阳明，主秋分后六十日有奇，民病皮腠。依正方。

终之气，太阳加临太阳，主冬至前后各三十日有奇，民病关节

---

① 之模本有方歌：旋覆元参甘草桑，白薇白芍芎归姜，升麻初气杏同入，二气车前白茯囊，麻杏仁当三炁用，茵陈四气荆芥良，五气正方终苏子，专疗子午名正阳。
② 湿厉：《三因方》卷5作"温疠"，成都本作"湿疠"。
③ 之模本作"炙草"，并有"原本生甘草"5字小注。
④ 胪胀：病名，腹胀。胪（lú），《广韵·九鱼》："腹前曰胪。"

禁固，腰椎痛。依正方。

缪问曰：丑未之岁，阴专其令，阳气退避，民病腹胀跗肿，血溢，寒湿等症，寒湿合邪可知。夫寒则太阳之气不行，湿则太阴之气不运，君以附子大热之品通行上下，逐湿除寒，但阴极之至，则阳必伸，湿中之火逼血上行，佐以生地，凉沸腾之血，并以制附子之刚。覆盆味甘平，补虚续绝，强阳益阴。牛膝、木瓜，治关节诸痛，即经所谓赞其阳火，令御其寒之大法也。茯苓除满和中，生姜、甘草，辛甘温土，且兼以制地黄之腻膈，甘草并可缓附子之伤阴，谓非有制之师耶。

初之气，厥阴风木加厥阴风木，民病血溢，筋脉拘强，关节不利，身重筋痿，依正方。

二之气，少阴君火加少阴君火，民病温厉，故去附子之热，加防风甘温以散邪，天麻息风以御火。

三之气，太阴湿土加少阳相火，民病身跗肿满，故加泽泻，以逐三焦停湿。

四之气，少阳加太阴。

五之气，阳明加阳明。

终之气，太阳加太阳，俱依正方。抑其太过，扶其不及，相时而定，按气以推，非深心于阴阳之递嬗，药饵之工劣，乌足以语此①。

论升明汤

寅申之岁，少阳司天，厥阴在泉，气化运行先天。民病气郁热，血溢，目赤，咳逆，头疼，呕吐，胸臆不利，燥渴，聋瞑身重，心痛，疮疡，烦躁，宜升明汤。

---

① 之模本有方歌：汤名备化木瓜神，附膝姜甘地覆盆，初气正方二去附，天麻防入即春分，若加泽泻宜三气，四五终来方不更。

紫檀　车前子　青皮炒　半夏　酸枣仁　蔷薇①　甘草各一钱

上剉，入姜五片，水煎服。

初之气，少阴加临厥阴，主春分前六十日有奇，温病乃起，其病气怫于上，血溢，目赤，咳逆，头痛，血崩，胁满，肤腠中疮。加白薇、元参。

二之气，太阴加临少阴，主春分后六十日有奇，民乃康，其病热郁于上，咳逆，呕吐，疮发于中，胸嗌不利，头痛，身热昏愦，脓疮。加丁香。

三之气，少阳加临少阳，主夏至前后各三十日有奇，民病热中，聋瞑，血溢，脓疮，咳呕，鼽衄，渴，嚏欠，喉痹，目赤，善暴死。加赤芍、漏芦、升麻。

四之气，阳明加临太阴，主秋分前六十日有奇，民气和平，其病满身重。加茯苓。

五之气，太阳加临阳明，主秋分后六十日有奇，民避寒邪，君子周密。依正方。

终之气，厥阴加临太阳，主冬至前后各三十日有奇，民病关闭不禁，心痛，阳气不藏而咳。加五味子。

缪问曰：是岁上为相火，下属风木，经谓风热参布，云物沸腾，正民病火淫风胜之会也。枣仁味酸平，《本经》称其治心腹寒热邪结，熟用则补肝阴，生用则清胆热，君之以泄少阳之火。佐以车前之甘寒，专泄肝家风热，上治在天之因，下疗在泉之疾，一火一风，咸赖此耳。紫檀为东南间色，寒能胜火，咸足柔肝，又上下维持之圣药也。风木主令，害及阳明，呕吐血溢，俱肝木冲胃所致。蔷薇

---

① 蔷薇：《三因方》卷5作"蔷蘼"，之模本作"野蔷蘼根"。蔷薇即蔷蘼，清·汪绂《医林纂要探源·药性》谓蔷薇花之别名白残花，苦、涩、寒。野蔷蘼根，苦、涩、凉，归胃、肝经，《纲目》谓"入阳明经"，《别录》载治"五脏客热，除邪逆气，疽癞诸恶疮"，《日华子本草》言其"治热毒风，痈疽恶疮"，唐·孙思邈《千金要方》说"蔷薇花根为口疮神药"。

为阳明专药，味苦性冷，除风热而散疮疡，兼清五脏客热，合之青皮、半夏、生姜，平肝和胃，散逆止呕，甘草缓肝之急，能泻诸火，理法兼备之方也。是年药例，宜咸，宜辛，宜酸，咸从水化则胜火，辛从金化则平木，风火相煽，尤赖酸以收之，即经所谓渗之，泄之，渍之，发之也。渗之是利小便，泄之是通大便，渍之是行水，发之是出汗，平平数药，无微不入矣。

初之气，少阴君火加厥阴风木，候乃大温，民病温，血溢，血崩，咳逆，头痛，胸满，疮疡。故加白薇苦咸之品，主风温灼热，以清血分之邪。元参苦寒以除气分之热。

二之气，太阴湿土加少阴君火，民病热郁，呕吐，胸臆不利，身热，脓疮。加丁香醒脾止吐。

三之气，少阳相火加少阳相火，民病热中，干呕，衄血，聋瞑，目赤，喉痹，善暴死。加赤芍酸寒[①]，以清血分之热；漏芦之咸寒，以清气分之邪，盖漏芦能通小肠消热毒，且治目赤也；升麻散火邪。

四之气，阳明燥金加太阴湿土，民病胸满，身重。加茯苓利湿泄满。

五之气，太阳加阳明，不用加减。

终之气，厥阴加太阳，阳气不藏而咳。加五味之酸以敛之[②]。

论审平汤

卯酉之岁，阳明司天，少阴在泉，气化运行后天。民病中热，面浮，鼻肿，鼽嚏，小便黄赤，甚则淋。或疠气行，善暴仆振栗，谵妄，寒疟，痈肿，便血。宜**审平汤**。

远志　紫檀香各一两五钱　天门冬　山茱萸各一钱二分半　白

① 加赤芍酸寒：砚蟾山房本有“之”，作“赤芍之酸寒”。

② 之模本有方歌：升明姜半紫檀青，蔷草车前与枣仁，初气元薇二味共，时交二炁只加丁，赤芍芦升宜三炁，四气还当用茯苓，五用正方终入味，寅申之岁最为灵。

术　白芍药　甘草各一钱

上剉，入姜五片，水煎服。

初之气，太阴加临厥阴，主春分前六十日有奇，民病中热胀，面目浮肿，善眠[1]，鼽衄，嚏欠，呕，小便黄赤，甚则淋。加茯苓、半夏、紫苏[2]。

二之气，少阳加临少阴，主春分后六十日有奇，疠大至，民善暴死。加白薇、元参。

三之气，阳明加临少阳，主夏至前后各三十日有奇，民病寒热。去白术、远志、萸肉，加丹参、车前[3]。

四之气，太阳加临太阴，主秋分前六十日有奇，民病暴仆振栗，谵妄，少气，嗌干引饮，及为心痛，痈肿疮疡，疟寒之疾，骨痿，血便。加枣仁[4]、车前。

五之气，厥阴加临阳明，主秋分后六十日有奇，民气和。依正方。

终之气，少阴[5]加临太阳，主冬至前后各三十日有奇，民乃康平，其病温。依正方。

缪问曰：阳明司天，阳专其令，炎暑大行，民见诸病，莫非金燥火烈见端。治宜以咸以苦以辛，咸以抑火，辛苦以助金，故君以天冬，苦平濡润，化燥抑阳，古人称其治血妄行，能利小便，为肺家专药，有通上彻下之功。金不务德，则肝必受戕，萸肉补肝之阳，白芍益肝之阴，但火位乎下，势必炎上，助燥滋疟，为害尤烈。妙在远志，辛以益肾，能导君火下行，佐紫檀之咸，以养心营，且制阳光上僭，面肿便赤等症，有不愈者哉。甘草润肺泻心，运气交赖，

---

① 善眠：底本原作"善眼"，据《素问·六元正纪大论》与成都抄本改。
② 紫苏：《三因方》卷五此条下有"生姜"。
③ 车前：《三因方》卷五作"泽泻"。
④ 加枣仁：《三因方》卷五此条有"去远志、白术"。
⑤ 少阴：底本原作"少阳"，成都抄本亦作"少阳"，根据五运六气理论改之。

力能大缓诸火，佐白术以致津，合生姜以散火，配合气味之妙，有非笔舌所能喻者。

初之气，太阴湿土加厥阴风木，民病面浮，呕吐。加茯苓、半夏利水和脾，紫苏补中益气。

二之气，少阳相火加少阴君火，民病寒热，善暴死，加白薇之苦咸，以治寒热；元参之苦寒，以泄三焦之火。

三之气，阳明燥金加少阳相火，燥热相合，故去白术之燥、远志之破泄、萸肉之补阳，加丹参之苦寒以治寒热，佐以车前益肾导火。

四之气，太阳寒水加太阴湿土，民病谵妄少气，骨痿等症。加枣仁入心以育神，车前入肾以治痿。

五之气，厥阴阳明。

终之气，少阴太阳，俱不用加减，成法可稽，兹不复赘[①]。

论静顺汤

辰戌之岁，太阳司天，太阴在泉，气化运行先天。民病身热，头痛，呕吐，气郁，中满，瞀闷，足痿，少气，注下赤白，肌腠疮疡，发痈疽，宜**静顺汤**。

白茯苓　木瓜各一钱二分半　附子炮　牛膝各一钱　防风　诃子　干姜炮　甘草炙，各七分半

上剉，作一贴，水煎服。

初之气，少阳加临厥阴，主春分前六十日有奇，民乃厉，温病乃作，身热，头痛，呕吐，肌腠疮疡。去附子[②]，加枸杞。

---

① 之模本有方歌：卯酉司天汤审平，紫檀甘芍术姜并，山萸远志天冬共，初炁苏姜与半苓，还有元薇二气用，交三气后泻丹灵，更须远术萸俱去，四气车前并枣仁，远术仍将二味去，正方五六炁交临。

② 之模本有朱笔眉批："大寒至春分，彭氏宜用附子"。即初之气，不去"附子"。

二之气，阳明加临少阴，主春分后六十日有奇，民病气郁中满。仍加附子①。

三之气，太阳加临少阳，主夏至前后各三十日有奇，民病寒，反热中，痈疽，注下，心热瞀闷。去姜、附、木瓜，加人参、枸杞、地榆、生姜、白芷。

四之气，厥阴加临太阴，主秋分前六十日有奇，民病大热，少气，肌肉萎，足痿，注下赤白。加石榴皮。

五之气，少阴加临阳明，主秋分后六十日有奇，民乃舒。依正方。

终之气，太阴加临太阳，主冬至前后各三十日有奇，民乃惨悽，孕死。去牛膝，加当归、白芍、阿胶。

缪问曰：太阳司天之岁，寒临太虚，阳气不令，正民病寒湿之会也。防风通行十二经，合附子以逐表里之寒湿，即以温太阳②之经。木瓜酸可入脾之血分，合炮姜③以煦太阴之阳。茯苓、牛膝，导附子专达下焦。甘草、防风，引炮姜上行脾土。复以诃子之酸温，醒胃助脾之运，且赖敛摄肺金，恐辛热之僭上刑金也。

初之气，少阳相火加临厥阴风木，故去附子之热，且加枸杞之养阴。

二之气，阳明燥金，加少阴君火，大凉反至，故仍加附子以御其寒。

三之气，太阳寒水加少阳相火，民病寒，反热中，痈疽，注下，不宜酸温益火，故去姜、附、木瓜。热伤气，加人参以益气；热伤血，加地榆以凉血；枸杞益营，生姜悦卫，白芷消散外疡。

四之气，厥阴风木加太阴湿土，风湿交争，民病足痿，痢下赤白，加石榴皮甘酸温涩，且治筋骨腰脚挛痛，并主注下赤白。

---

① 仍加附子：《三因方》卷五作"依前入附子、枸杞"。
② 太阳：底本原作"大阳"，成都抄本作"太阳"，据文理及成都抄本改之。
③ 炮姜：底本作"泡姜"，据医理及砚蟾山房本改之。

五之气，少阴君火加阳明燥金，民病乃舒，舒之为言徐也，无有他害，故依正方。

终之气，太阴湿土加太阳寒水，民病惨悽，一阳内伏，津液为伤，去牛膝破血之品，加归、芍入肝以致津，阿胶入肾以致液，丝丝入扣，世谓司天板方，不可为训，冤哉。①

论敷和汤 ②

巳亥之岁，厥阴司天，少阳在泉，气化运行后天。民病中热，而反右胁下寒，耳鸣，掉眩，燥湿相胜，黄疸、浮肿、时作温厉，宜**敷和汤**。

半夏　五味子　枳实　茯苓　诃子　干姜炮　陈皮③　甘草炙，各一钱　枣仁④上剉，入枣⑤二枚，水煎服。

初之气，阳明加临厥阴，主春分前六十日有奇，民病寒于右之下⑥。加牛蒡子。

二之气，太阳加临少阴，主春分后六十日有奇，民病热于中。加麦冬、山药。

三之气，厥阴加临少阳，主夏至前后各三十日有奇，民病泣出，耳鸣、掉眩。加紫菀。

四之气，少阴加临太阴，主秋分前六十日有奇，民病黄疸而为

① 之模本有方歌：辰戌岁宜静顺汤，木瓜牛膝炮姜防，诃附甘苓早上服，大寒附去杞加安，春分附杞原同进，小满加姜参杞匡，白芷地榆须共同，炮姜瓜附去无防，榴皮大暑堪加饮，时届秋分依正方，小雪阿归白芍炒，还将牛膝去为藏。

② 之模本在第二册释方结束后，署名"恒斋公识"。并有朱笔文字：甲己之年为土运，土受煖而不受寒，宜加温剂以助之；乙庚之年加平剂以清之；丙辛之年加热剂以温之；丁壬之年加和剂以平之；寅申巳亥，少阳相火，厥阴风木，司天在泉，宜凉剂以和之。然又当察病以调治，而不可执一也。

③ 陈皮：《三因方》卷五作"橘皮"，之模本亦作"橘皮"。

④ 枣仁：《三因方》卷五作"枣子"，据之模本及缪问方解当作"枣仁"。

⑤ 入枣二枚：《三因方》卷五本方煎服法中不入枣。

⑥ 右之下：蟫山房本作"右胁"。

胕肿。加泽泻、山栀。

五之气，太阴加临阳明，主秋分后六十日有奇，寒气及体。依正方。

终之气，少阳加临太阳，主冬至前后各三十日有奇，人乃舒，其病瘟疠。依正方[①]。

缪问曰：风木主岁，经谓热病行于下，风病行于上，风燥胜复形于中，湿化乃行，治宜辛以调其上，咸以调其下，盖辛从金化，能制厥阴，咸从水化，能平相火。揆厥病机，或为热，或为寒，耳鸣、浮肿、掉眩，温厉，病非一端，方如庞杂，然其用药之妙，非具卓识，何从措手哉？此方是配合气味法，论其气，则寒热兼施；论其味，则辛酸咸合用。有补虚，有泻实，其大要不过泻火平木而已。半夏[②]辛能润下，合茯苓之淡渗，祛湿除黄。枣仁生用，能泻相火。甘草功缓，厥阴风在上，以甘酸泄之，火在下，以五味子之酸[③]以制之。《别录》载五味有除热之功，非虚语也。炮姜温右胁之冷；枳实泄脾脏之湿；橘皮、诃子，醒胃悦脾，无邪不治矣。

初之气，阳明燥金加厥阴风木，民病右胁下寒，加牛蒡辛平润肺，导炮姜至右胁以散其寒。

二之气，太阳寒水加少阴君火，民病热中，加麦冬以和阳，山药以益土。

三之气，厥阴风木加少阳相火，民病泣出、耳鸣、掉眩，木邪

---

① 依正方：之模本在"六气论方"文末总结如下："凡六气，数起于上而终于下。岁半以前，自大寒后，天气主之；岁半以后，自大暑后，地气主之；上下交互，气交主之。司气以寒，用寒无犯；司气以热，用热无犯；司气以凉，用凉无犯；司气以温，用温无犯。间气同其主，无犯；异其主，则小犯之。是谓四畏，必谨察之。若天气反时，则可依时及胜其主则可犯，以平为期，而不可过也。重孙之模抄。"此段文意即《三因方》卷五之"六气凡例"内容。

② 半夏：底本原作"牛夏"，据之模本、成都本改之。

③ 酸：底本原作"咸"，砚蟾山房本亦作"咸"。《神农本草经》及诸本草书皆载其味酸，成都抄本亦作"酸"，据医理及成都抄本改之。

内肆也,加紫菀清金平木。

四之气,少阴君火加太阴湿土,民病黄疸,跗肿,加泽泻以逐湿,山栀以清湿中之热。

五之气,太阴加阳明。

终之气,少阳加太阳,并从本方[①]。

附图说

天干取运,逢六而合,如甲己合化土是也,余仿此。

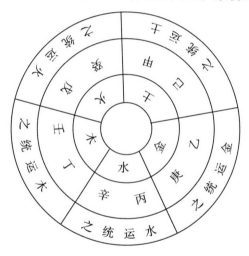

图 1　五运图

初运大寒日交,二运春分后十三日交,三运芒种后十日交,四运处暑后十日交,终运立冬后四日交。

---

① 之模本有方歌:巳亥司天汤敷和,枣仁五味炮姜诃,茯苓枳实橘甘共,初炁鼠黏加服瘥,山药麦冬入二气,菀加三气起诸病,泽栀四炁堪加用,五六原方效独多。

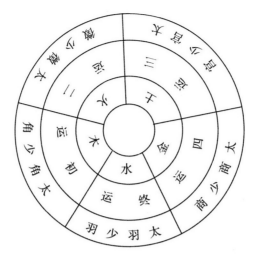

图2 五运主运图

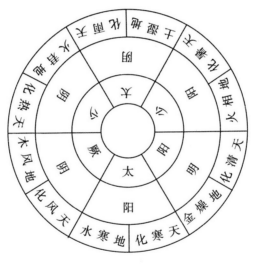

图3 天地六气图

经云：五运阴阳者，天地之道也，在天为气，在地成形，形气相感，而化生万物。司天主上，在泉主下，左右四间，各有专主，加临胜复，疾病生焉。

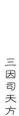

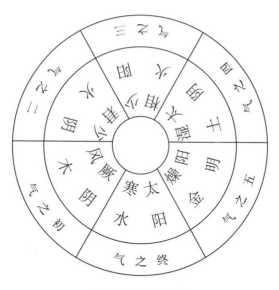

图 4　六气主气图

地支取气，地气静而守位为岁。岁之常，木为初之气，主春分前六十日有奇；君火为二之气，主春分后六十日有奇；相火为三之气，主夏至前后各三十日有奇；土为四之气，主秋分前六十日有奇；金为五之气，主秋分后六十日有奇；水为终之气，主冬至前后各三十日有奇。

巳 小 立 满 夏	午 夏 芒 至 种	未 大 小 暑 暑	申 处 立 暑 秋
辰 谷 清 雨 明			酉 秋 白 分 露
卯 春 惊 分 蛰			戌 霜 寒 降 露
寅 雨 立 水 春	丑 大 小 寒 寒	子 冬 大 至 雪	亥 小 立 雪 冬

图 5　二十四气图

经曰：五日谓之候，三候谓之气，六气谓之时，四时谓之岁。三候成一气，即十五日也；三气成一节，谓立春，春分，立夏，夏至，立秋，秋分，立冬，冬至，此八节也；三八二十四气，而分四时，一岁成矣。春秋言分者，阴阳寒暄之气，至此而分；冬夏言至，至者阴阳之气，至此而极也。

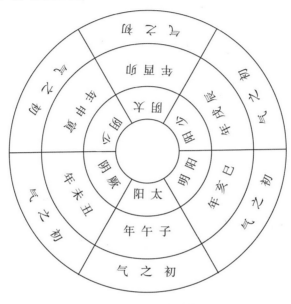

图 6 逐年客气图

此逐年客气也。主气厥阴为初之气，少阴为二之气，太阴为三之气，少阳为四之气，阳明为五之气，太阳为终之气，此六气之不动者也。照此图算，客气如巳亥之年，初之气阳明燥金加临厥阴风木，则二之气太阳寒水加临少阴君火，依次推之，便知客气之逐步迁移矣。客气克主则甚，主气克客则微。

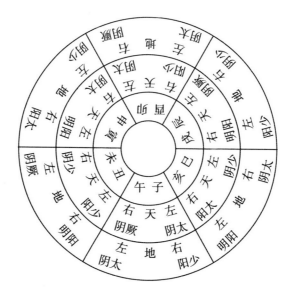

图7 司天在泉间气图

天之气逆行，故图中凡言天者，以右为左。地顺行，故凡言地者，皆照顺行法。每年地之左间，为初之气；天之右间，为二之气；司天为三之气；天之左间，为四之气；地之右间，为五之气；在泉为终之气，一定不易者也。

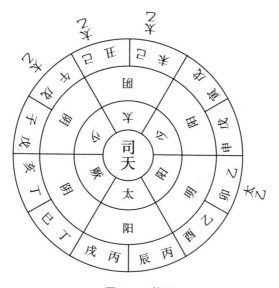

图8 天符图

天符者，中运与司天相符也，如丁年木运，上见厥阴司天，即丁巳之类，共十二年。

○太乙天符者，如戊午年以火运火支，又见少阴君火司天，三合为治也，共四年。

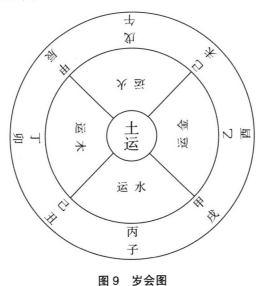

图 9　岁会图

岁会者，中运与年支同气化，如木运临卯，火运临午之类，共八年。

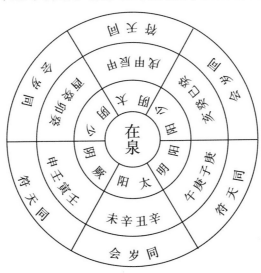

图 10　同天符同岁会图

凡中运与在泉合其气化，阳年曰同天符，阴年曰同岁会。如甲辰年阳土运，而太阴在泉，则为同天符。癸卯年阴火运，而少阴在泉，则曰同岁会。共十二年遇而气同则平，遇而气异则逆。

运气六十年，内有天符十二年，岁会八年，同天符六年，同岁会天符二年，同岁会六年，太乙天符四年，支德符四年，顺化运十二年，天刑运十年，小逆运十二年，不和运十二年，图不备载。

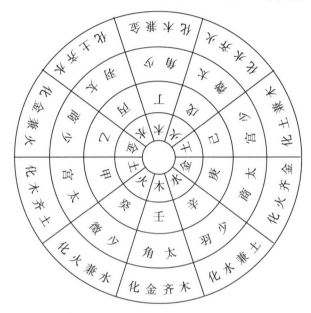

图 11　五运太少齐兼化图

十干以甲、丙、戊、庚、壬为阳，乙、丁、己、辛、癸为阴，阳年为太过，阴年为不及。五音遇阳曰太，遇阴曰少，宫、商、角、徵、羽，所以有太少之分也。太角六壬年也，太徵六戊年也，太宫六甲年也，太商六庚年也，太羽六丙年也。

五运各统六年，五六得三十阳年也；少角六丁年也，少徵六癸年也，少宫六己年也，少商六乙年也，少羽六辛年也，五运亦各主六年，乃三十阴年也。然君火、相火、寒水常为阳年司天，湿土、燥金、风木常为阴年司天。

其五太五少，所纪不同者，盖遇不遇使然也。凡木运太角岁曰发生即太过，少角岁曰委和即不及，正角岁曰敷和即平气；火运太徵岁曰赫曦则太过，少徵岁曰伏明则不及，正徵岁曰升明则平气；土运太宫岁曰敦阜是太过，少宫岁曰卑监是不及，正宫岁曰备化是平气；金运太商岁曰坚成为太过，少商岁曰从革为不及，正商岁曰审平为平气；水运太羽岁曰流衍乃太过，少羽岁曰涸流为不及，正羽岁曰静顺乃平气也。

○图中齐化者，凡阳年太过，则为我旺，倘遇克我之气，设有不能胜我者，我得而齐之。如戊运水司天，上羽同正徵，是以火齐水也，庚运火司天，上徵同正商，是以金齐火也。

○兼化者，凡阴年不及，则为我弱，则胜我者来兼我化，以强兼弱也，如己运木司天，上角同正角，是以木兼土也，辛运土司天，上宫同正宫，是以土兼水也，丁运金司天，上商同正商，是以金兼木也。

读《内经》而不知齐化兼化，如遇上角同正角等语，真不解所谓矣，宜阅者弃之如遗也。

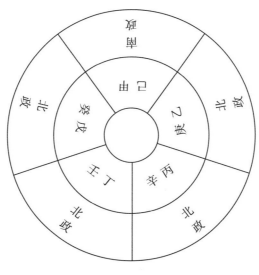

图 12　南北政图

以上凡言上者，司天也，凡正宫正商之类者，乃五运之平气为正也。凡言太少则非平气，而有过不及之分矣。

土为万物之母，故甲己独为南政也，脉当各有不应，不当应而应者，谓之阴阳交，尺寸反者，斯为害矣。

〇南政之年，司天在上，在泉在下。北政之岁，在泉应上，司天应下，人气亦应之。

司天在泉　脉不应考

南政之岁，君火在上，则上不应，在下则下不应。北政之岁，君火在上，则下不应，在下则上不应，在左则右不应，在右则左不应。当沉而浮，当浮而沉也。

甲己之岁，土运面南，寸在南而尺在北，少阴司天，两寸不应，少阴在泉，两尺不应。乙、丙、丁、戊、庚、辛、壬、癸之岁，四运面北，则寸在北而尺在南，少阴司天，两尺不应，少阴在泉，两寸不应，乃以南为上，北为下，少阴主两寸尺。厥阴司天在泉，则右不应，太阴司天在泉，则左不应。若覆其手诊之，则沉反为浮，细反为大也①。

---

① 语出《素问·至真要大论篇》。

跋 ①

  客有问余曰：司天十六方，板方也。病变百出，而仅寥寥数方，统治多病，毋乃嫌其隘乎？余曰：子未读《内经》耶？司天在泉，《内经》另为立说，专治气交之病，其教人致治之法，论天之气，寒热温凉，论地之味，辛苦甘酸咸淡平，其主客之胜复，已觉游刃有余。入理深谈，是不可以多寡计也。

  昔陈青田先生会《内经》之旨，参天之理，尽地之义，制支干一十六方，以示来学。用之得当，如鼓应桴。代有哲人，论及司天，皆无所发明，致治之理，使学者不欲卒读。使舍是方，何所式宗哉？自有《内经》以来开千古不传之秘，惟此支干十六方。推而广之，存乎其人耳。滑伯仁云：不明五运六气，检尽方书何济。其推重司天，不綦重耶！吾师论成，爰书此以附其末。

时嘉庆二年之四月

受业门人严昌曾苏台氏

谨跋

---

① 跋：标题为整理者加。

附录

宋陈无择司天方原目录^①

天干诸方

六甲年附子山萸汤

六乙年紫菀汤

六丙年川连茯苓汤

六丁年苁蓉牛膝汤

六戊年麦冬汤

六己年白术厚朴汤

六庚年牛膝木瓜汤

六辛年五味子汤

六壬年茯苓汤

六癸年黄芪茯苓^②汤

地支诸方

子午正阳汤

丑未备化汤

寅申升明汤

卯酉审平汤

辰戌静顺汤

---

① 此目录为底本所有，但缺项不全，部分与正文内容不吻合，本次整理在书前已编制新目录，同时保留底本原目录作为附录。

② 正文作黄芪茯神汤，砚蟾山房本作"茯苓"，之模本无"苓"字，《三因方》亦作黄芪茯神汤。

巳亥敷和汤

明戴元礼司天叙^① 一首

在泉原叙^② 一首

附引张介宾运气论^③

五运图

五运主运图

天地六气图^④

二十四气图

逐年客气图

司天在泉间气图

天符图

岁会图

同天符同岁会图

五运太少齐兼化图

南北政图

九宫八风图^⑤

天干论十首

地支论六首^⑥

---

① 之模本此文下有"即五运论陈鹤溪撰"8字小注,砚蟾山房本无此条。
② 正文未见此内容,砚蟾山房本无此条。
③ 砚蟾山房本无此条。考其内容为"运气总说"一节内容。
④ 砚蟾山房本在"天地六气图"与"二十四气图"之间有"六气主气图"。
⑤ 正文未见此内容。
⑥ 正文未见单列。

三因司天方

考五音

宫商角徵羽，有太少正之分，太过阳年曰太，不及阴年曰少，平运曰正。凡数以少羽为一，少徵为二，少角为三，少商为四，少宫为五，太羽为六，太徵为七，太角为八，太商为九。其生数，太角木生少徵火，少徵火生太宫土，太宫土生少商金，少商金生太羽水，此太少相生之义也。凡《内经》言上宫同正宫等法，于太少齐化图中阅之即明。

考五星

岁星属肝，十二年一周天，在音为角，在象为木；

荧惑星属心，七百四十日一周天，在音为徵，在象为火；

镇星①属脾，二十八年一周天，在音为宫，在象为土；

太白星属肺，三百六十五日一周天，在音属商，在象为金；

辰星属肾，三百六十五日一周天，在音为羽，在象为水。

五星以土为尊，五音以角为长，《内经》五运总以角为首也。

---

① 镇星：原本作"镇心"，音近之讹，据文义改。之模本已用朱笔将"心"改"星"。

胜复考

《内经》胜复之说，总以客气为主，胜如金克木、木克土之义，谓之胜；复则子复母仇，如金克木，木生火即烁金[①]，此胜复之理也[②]。

考气化

凡运气，有司天、在泉、中运。中运者，主气之化而运动之，其位在中。凡司天、在泉两运其机也。司化在上，中化在中，地化在下。司天中运，皆以木火土金水之数言，在泉亦以木火土金之数言也。譬如壬辰之岁，上为太阳，中为木运，下为太阴。本文寒化六，六是水之成数，是司天也；风化八，八是木之成数，是中运也；雨化五,五是土之生数，是在泉也。余仿此[③]。

---

① 即烁金：之模本作"以烁金也"。
② 此胜复之理也：之模本无此6字。然此段后有大段朱文："每年主客二气以隔年大寒日为开始。每六十日八十七刻半一交运，是为六步。主气静而常，客气动而变……故日时有常位，有胜则有复，无胜则无复，故曰气无必也。或胜气有余，复气不足，则复后再复；或复已而再胜，则亦再复；若有胜无复，则亢而为害，正气乃伤矣。"
③ 余仿此：之模本作"余依此"，后并有大段朱文："模按张介宾云运气有三，曰大运、主运、客运，皆有五音之属……凡每年三气为司天主气，每年终气为在泉主气。"

校后记

　　缪问（1737~1803 年），字芳远，号问芝，清·江阴人，好咏诵，后弃儒业医，崇尚运气之说，医术精道，为清代著名的龙砂医家。《三因司天方》一书，系缪氏从同邑名医姜健（字体乾）处得见，姜氏用药无问内外气血，每参司天方中所列方药，亦有显效，遂录其全本，进而逐一书论，并于乾隆五十一年（1786 年）阐释此书，附图详解而成。缪氏之论病悉本《内经》，议药皆宗《本草》，节录《三因司天方》原文，附注己见，列天干、地支诸年所用十六方，附戴原礼、张介宾等人之运气论说，门人吴勇立、戴步瀛为之校正。

　　善用司天方治疗内伤外感的各种疾病是龙砂医家的重要学术特色之一，姜氏世医第四代姜健是杰出代表，从缪氏在《三因司天方》自叙中所论，即可窥其一斑。

　　缪氏在自叙中交代了《三因司天方》的来源，以及他本人对运气理论的理解，言"余弃举业，悬壶事亲，每读司天运气之说，几欲废书而叹。恨古人不立说著方，以为天地间一大缺陷也。后见吾邑姜体乾先生治病神效，读其方必多至二十余品，心窃非之。然人所不能措手者，投剂辄效，殊难窥其底蕴也。后登堂造请，乃出宋板陈无择《三因司天方》以示，余始知先生之用药，无问内外气血，每于司天方中或采取数味、或竟用全方，然后杂以六经补泻之品。故其方似庞杂而治病实有奇功，于是录其全本而归。"

　　缪氏本早欲绘图作论以发明其意，然诊务繁忙，雨棹霜篷，长年仆仆，虽久存胸意，未克竟绪。直到丙午（1786 年）年秋，抱病斋居，遂勉谢人事，才有时间、精力，对十六首司天方逐加阐述。缪氏的注解是有其原则的，如其本人所论："因率笔书论一十六首，虽文理荒谬，见笑大方，然论病悉本诸《内经》，议药尽归之《本草》，从无杜撰一语，遗害后贤。"

根据《中国中医古籍总目》载述，目前此书版本较多，有安徽中医药大学等所藏清·嘉庆二年丁巳（1797年）问芝堂刻本；南京图书馆所藏清刻本；国家图书馆北海分馆藏有清人朱墨笔抄本，馆藏记录为"宋·陈无择三因司天方，（清）缪问 释，（清）缪之模 抄"（索书号 131356）"；成都中医药大学、长春中医药大学等所藏旧抄本。

另外，中华医学会上海分会图书馆（今属上海市医学会图书馆）所藏清·光绪戊寅（1878年）砚蟾山房手抄本，定书名为《司天方论》，"叙"页有"绍兴裘氏"阳文、"读有用书楼藏书之章"阴文藏书章，"运气总说"页有"稽山虞水是吾乡"阴文闲章，故知此书原为裘吉生先生藏。

关于国家图书馆北海分馆文津楼所藏朱墨抄本，共四册，书中眉批与小注内容十分丰富。与其他版本不同的是，该书将缪问所作方解单独作一册，同时记载了很多较详细的五运六气基本知识，在配图上较他本多"六气分合六部时日诊候之图"等内容，书中对一些药味变化情况也作了较清楚的交代，可以较客观展示《三因司天方》在龙砂医学流派医家中的运用与传承情况，具有重要价值。但是，对馆藏著录题名清·缪之模抄，署名值得商榷，理由如下：①文中未见直接署名"缪之模"或相关字号与印信佐证；②书中"自叙"页有眉批："我祖恒斋公，按司天在泉脉法，合时令节候，人之见症，然后用司天方也。如一乡一都，有时疠疫气，此非五运六气所化之，不用此法也。重孙 之模识。"恒斋为龙砂姜氏世医第四代姜健的号，眉批署名"重孙 之模"，如此，可以证明是书实为姜健之重孙抄写，为"姜之模"的可能性更大。此外，书中有眉批："嘉庆二年，江邑缪芳远谓……""附子山萸汤"条目有眉批："缪问藿香改木香。"如果是缪问重孙"缪之模"所作，从行文上直呼先人名号，也是不合常理的；再有，"紫菀汤"条目有眉批："我恒斋公将白芍改用白芷。"凡此，不再罗列。

本次整理以安徽中医药大学图书馆所藏清·嘉庆二年丁巳（1797年）问芝堂刻本为底本，以南京图书馆所藏清刻本、国家图书馆北海分馆所藏朱墨笔抄本（下称"之模抄本"）、中华医学会上海分会图书馆（今属上海市医学会图书馆）所藏清·光绪戊寅（1878年）砚蟾山房手抄本《司天方论》（下称"砚蟾山房本"）。成都中医药大学所藏旧抄本为对校本，以对校为主，慎用理校。

由于底本、校本目录均缺项不全，部分与正文内容不吻合，为便于检索阅读，本次整理在书前重新编制目录，并保留底本原目录。

为方便读者阅读，现就《三因司天方》书名"三因"含义与陈无择"三因"之区别，以及缪氏阐释方意之特色，简要介绍，以作导读之用。

一、厘清"三因"别有内涵

《三因极一病症方论》原题名《三因极一病源论粹》（以下简称《三因方》），是宋代名医陈无择的代表性专著，其中卷五之"五运论"及"六气论"为运气证治专论。陈氏作为永嘉医派的创始人，在方剂研究上削繁知要，而陈氏诸弟子王硕、孙志宁、施发等，以《三因方》为理论基石，略于运气，而详于方剂研究，譬如《易简方》《续易简方论》等。而与此相反的是，处于龙砂文化区的医家对运气学说多有阐扬。

《陈无择医学全书》（见《唐宋金元名医全书大成》，中国中医药出版社）将缪问注释之《三因司天方》亦收录其中作为陈无择的著作，从某种程度上说是欠合理的。因为，缪问注解的《三因司天方》实际上是经过姜体乾等龙砂医家临床实践并增损化裁过的，可以当作另一本书看待。砚蟾山房手抄本《司天方论》即署名"江阴缪芳远著述"。

关于"三因"，陈无择《三因极一病症方论》中虽有"三因"之名，但与《三因司天方》之"三因"含义不同。陈氏于《三因极一病症方论》提出"医事之要，无出三因"，"倘识三因，病无余蕴"，就内容而言，陈氏所指之"三因"继承了《金匮要略》"千般疢难，不越三条"的"三因"说，实指内因、外因及不内外因三种致病原因。

而缪问《三因司天方》书中所指的"三因"则有所不同，其是从运气角度论述的。现代龙砂医学代表性传承人顾植山对此有解释，认为诊断是分层次的，司天即司五运六气。因为病因包括天、人、邪，三虚致病，那么病机则包括辨天、辨人、辨病证；最后落实到治则即司天、司人、司病证。临床首先辨致病邪气，其次辨人之禀赋体质，最高的境界则是辨天之时气，从而达到天人相应的境界，因此治病选方也有司病证之方、司人之方以及司天之方的不同，缪问所注《三因司天方》即是指在天、人、邪"三因"中，尤其注重司天之五运六气，这是龙砂医学鲜明的学术特色。

二、用之得当如鼓应桴

马宗素、程德斋《伤寒钤法》胶柱鼓瑟，拘泥于某人生某年，病某日用某方，自古多遭到批判。明代医家汪石山说："奈何程德斋、马宗素等，妄谓某生人于某日，病于某经，用某药，某日当汗瘥，某日当危殆。悖乱经旨，愚或医流，莫此为甚。"清代医家叶天士也说："如马宗素之流者，假仲景之名，而为《伤寒钤法》，用气运之更迁，拟主病之方治，拘滞不通，诚然谬矣。"

缪氏门人严氏在跋中也指出这个问题，说"客有问余曰：司天十六方，板方也。病变百出，而仅寥寥数方，统治多病，毋乃嫌其隘乎？"

2016年12月15日，《中国中医药报》头版头条，刊发了该报记者林晓斐采写的《五运六气理论带来"效如桴鼓"》一文，通过采访指出"五运六气理论是为提高临床疗效服务的。把握时机，适当应用运气方，不但可提高常见、多发病的治疗效果，在疑难杂症甚至危急重症的救治方面，也常可获得意外疗效"。与严氏在《三因司天方》跋中感慨，"用之得当，如鼓应桴"不谋而合。

严氏进一步指出"代有哲人，论及司天，皆无所发明致治之理，使学者不欲卒读。使舍是方，何所式宗哉？自有《内经》以来开千古不传之秘，惟此支干十六方。推而广之，存乎其人耳。滑伯仁云：不明五运六气，检尽方书何济。其推重司天，不綦重耶！"

临床中如果把五运六气看作六十干支的简单循环周期，仅据天干地支推算某年某时的气候和疾病，这样的机械推算是不科学的，违背《黄帝内经》运气学说的精神。基于运气病机理论运用运气方，必须做到"因时识宜、随机达变"，而不能拘泥于《三因司天方》十六首运气方，唯此方能圆机活法，受用临床。实际上《三因司天方》仅仅给了我们十六个套路，不能呆板使用。

三、结合临床增损化裁

《三因司天方》中，姜健、缪问等龙砂医家在临床实践基础上，对相关方剂做了增损调整，如，附子山萸汤《三因方》用藿香，《三因司天方》用木香；苁蓉牛膝汤《三因方》无大枣，《三因司天方》有大枣三枚：牛膝木瓜汤《三因方》作黄松节，《三因司天方》作松节；黄芪茯神汤《三因方》作酸枣仁，《三因司天方》作米仁；正阳汤加减中，《三因方》用杏仁，而《三因司天方》则用枣仁；审平汤加减中，三之气，《三因方》加泽泻，而《三因司天方》加车前，四之气，《三因方》去远志、白术，而《三因司天方》不去；敷和汤《三因方》中作枣子，而《三因司天方》作枣仁。凡此不做一一列举。

四、援用典故阐释方义

用典得当，可以使语言更加精练，表意愈加形象，中医文献中亦多有用典，以使言简意赅、辞近旨远。

缪问在阐释司天方时，也善于援用典故，如，在解释紫菀汤时说"凡岁金不及之年，补肺即当泻火，以折其上炎之势。若肺金自馁，火乘其敝，民病肩背督重。衄嚏，便血，注下，不救其根本可乎哉？""此时若为清火止泄之谋，一如姜维之守剑阁，终不免阴平之度。计惟有撄城自守，急补肺金为得耳。"

姜维守剑阁典出《三国志·姜维传》，为抵制魏国两路大军进攻蜀国，姜维奉命率部在剑阁驻守，不料魏军将领邓艾避开"必经"之剑阁，转从从阴平小道，通过江油、绵竹迅速进入成都，后主刘禅遂在成都投降，若姜维能够回兵成都"撄城自守"，也许战事发展会有所改变。紫菀汤为六乙年金运不足所设方，肺金不足，有若蜀国后方空虚，此时若用泻火之法，如同姜维之守剑阁，而急补肺金则恰如"撄城自守"，为固本之法。紫菀汤中用人参、黄芪大补脾肺之气，统摄走泄之阴也正是基于此理，更体现运气方组方思路之深邃。

在川连茯苓汤中缪问又引"围魏救赵"的典故，此典出自《史记·孙子吴起列传》，战国时（公元前353年）魏国围攻赵国都城邯郸，赵国求救于齐国。齐将田忌、孙膑率军救赵，趁魏国都城兵力空虚，引兵直攻魏国都城。魏军回救，齐军乘其疲惫，于中途大败魏军，遂解赵围。川连茯苓汤为六丙年运气方，是年"太阳在上，泽无阳焰，火发待时；少阴在上，寒热凌犯，而气争于中；少阳在上，炎火乃流，阴行阳化，所谓寒甚火郁之会也"，发病上容易出现身热、烦躁、谵妄、胫肿、腹满等症，针对这种水湿郁热错综交杂证候，不能单纯投以辛热，"故宗《内经》气寒气凉，治以寒凉立方，妙在不理心阳而专利水清热，以平其汩没之害"。缪问形象的比喻"此围魏救赵，直趋大梁之法也"。

五、绘图作论发明其意

《周易·系辞上》曰"书不尽言，言不尽意"，尤其是运气学说中有许多艰涩难懂的专业术语、繁琐冗杂的推算演绎，往往用语言表达比较费解，以图表意，有时会更直观、形象，更易于理解。《三因司天方》中附有五运图、五运主运图、天气六气之图、六气主气图、二十四气图、逐年客气之图、司天在泉间气图、天符图、岁会之图、同天符同岁会图、五运太少齐兼化图、南北政之图等 12 幅与运气学说有关的图示，可以很好地帮助我们理解文意。

本书整理过程中得到了国家图书馆北海分馆、安徽中医药大学图书馆、上海市医学会图书馆诸位老师的帮助、提供调阅方便，刘影影、杨葛巍、刘夏菲协助文字录入、后期校对，再此一并表示感谢！

本次整理的目的，旨在对临床借鉴有所裨益，同时兼顾文献史料保存价值。由于学术水平有限，难免存在不足、疏漏之处，还企不吝赐教。

校注者

2018 年 12 月

索　引